Vitamine & Mineralstoffe
Auf die richtige Dosis kommt es an!

Vitamine & Mineralstoffe

Auf die richtige Dosis kommt es an!

Von Prof. Dr. Michael Hamm
und Lisa Loewenthal

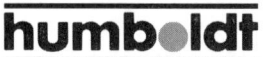

humboldt-Taschenbuch 762

Die Autoren:
Prof. Dr. Michael Hamm ist Dozent für Ernährungswissenschaft an der Fachhochschule Hamburg und gilt als einer der renommiertesten Fachleute auf diesem Gebiet in Deutschland. Zahlreiche Veröffentlichungen in Fachzeitschriften und in Buchform.
Lisa Loewenthal vom Arbeitskreis Ernährungs- und Vitamin-Information e.V. (evi) in Frankfurt/M. blickt auf langjährige journalistische Bearbeitung wissenschaftlicher Erkenntnisse aus der Vitaminforschung zurück.

Umwelthinweis: Gedruckt auf chlorfrei gebleichtem Papier

Hinweis für den Leser:
Soweit in diesem Buch Dosierungsempfehlungen gegeben werden, darf der Leser zwar darauf vertrauen, daß diese Angaben dem aktuellen Stand von Wissenschaft und Forschung entsprechen. Für dergleichen Angaben kann jedoch vom Verlag und den Autoren keine Gewähr übernommen werden.

Umschlaggestaltung: Wolf Brannasky, München
Umschlagfoto: Fotostudio Bornemann, München

Zeichnungen im Innenteil – sofern nicht anders angegeben – mit freundlicher Genehmigung des Arbeitskreises Ernährungs- und Vitamin-Information e.V., Frankfurt/M.

© 1995 by Humboldt-Taschenbuchverlag Jacobi KG, München
Druck: Presse-Druck Augsburg
Printed in Germany
ISBN 3-581-66762-2

1 2 3 * 97 96 95

Inhalt

Die Nährstoffe

Was sind eigentlich Nährstoffe?

Wir genießen Lebensmittel in Form von Speisen und Getränken. Lebensmittel enthalten Nährstoffe, die im Laufe der Verdauungsvorgänge freigesetzt werden und im Körper unterschiedliche Aufgabe haben. Kohlenhydrate, der Fachname für Stärke und Zucker, sowie Fette sind *Energiespender*. Bei Kohlenhydratmangel (z. B. beim Fasten, infolge strenger Schlankheitsdiäten oder bei hohem Energieverbrauch durch Leistungssport) kann auch Eiweiß (Protein) zur Energiegewinnung herangezogen werden. Es hat allerdings eine wichtigere Aufgabe beim Aufbau und Erhalt von Körpersubstanz. Eiweiß, Wasser und einige Mineralstoffe, wie Calcium, Phosphat und Magnesium, sind vor allem *Aufbaustoffe* für Zellen, Knochen und Zähne. Vitamine und Mineralstoffe, zu denen auch die Spurenelemente zählen, halten den Stoffwechsel in Schwung, regulieren den Energiehaushalt, sind wichtig für das gesunde Aussehen von Haut und Haaren und stärken die Abwehrkräfte. Kurzum: Vitamine und Mineralstoffe sind lebensnotwendige *Regler- und Schutzstoffe* für die Gesundheit. Ohne Vitamine und Mineralstoffe läuft nichts in unserem Stoffwechselbetrieb. Darüber hinaus dient Wasser als Transport- und Kühlmittel, während Ballaststoffe für eine gute Sättigung und Verdauung sorgen.

Die etwa 50 Nährstoffe, die wir benötigen, um fit und gesund zu bleiben, stecken in unterschiedlichen Lebensmitteln. Nur die richtige Kombination verschiedener pflanzlicher und tierischer Lebensmittel garantiert eine optimale Versorgung mit allen Nährstoffen. Ein abwechslungsreicher Speiseplan ist also gerade richtig für uns. Jede einseitige Ernährung birgt dagegen die Gefahr, daß es über kurz oder lang zum Nährstoffmangel kommt.

Welche Nährstoffe stecken in welchen Lebensmitteln?

Unsere Lebensmittel sind hinsichtlich der Nährstoffe ganz unterschiedlich ausgestattet. Einige – wie Gemüse, Obst, Vollkornprodukte, Milch und Milchprodukte sowie Fleisch und Fisch – enthalten eine breite Palette von energieliefernden Nährstoffen, Aufbaustoffen und lebensnotwendigen Vitaminen und Mineralstoffen. Diese Lebensmittel sind die gute Basis einer vollwertigen Ernährung. Andere Nahrungsmittel, wie Zucker, bestehen nur aus einem einzigen Nährstoff und sind reine Energielieferanten. Innerhalb eines abwechslungsreichen Speiseplans ergänzen sich die unterschiedlichen Nahrungsbestandteile. Die Kombination macht's. Und nur Ausgewogenheit führt zum Ziel.

Die nachfolgende Übersicht zeigt, wie die Nährstoffe wirken und welche Lebensmittel diese Nährstoffe liefern. In welchen Nahrungsmitteln bestimmte Vitamine und Mineralstoffe vorkommen, wird an anderer Stelle noch ausführlich erläutert (siehe Seite 34ff.).

Nährstoffe und Lebensmittel auf einen Blick

Nährstoff	Aufgabe im Körper	Lebensmittelbeispiel
Kohlenhydrate	Energielieferanten	Getreide und Getreideprodukte (Brot, Müsli, Nudeln, Reis, Haferflocken, Gebäck), Kartoffeln, Obst, Zucker, Konfitüre, Honig
Fette	Energielieferanten, Versorgung mit fettlöslichen Vitaminen, z. B. A, D und E sowie einfach und mehrfach ungesättigten Fettsäuren	Butter, Margarine, Pflanzenöl, Bratfett, Sahne, Creme fraiche, Mayonnaise, fetthaltige Käse- und Wurstsorten, Nüsse

Nährstoff	Aufgabe im Körper	Lebensmittelbeispiel
Eiweiß (Protein)	Baustoff, Versorgung mit lebensnotwendigen Aminosäuren (Eiweißbausteine)	Fleisch und Fleischwaren, Milch, Joghurt, Quark, Käse, Fisch, Ei, Hülsenfrüchte, Getreide, Kartoffeln
Vitamine und Mineralstoffe	Stoffwechselsteuerung und Gesundheitsschutz	Obst, Gemüse, Kräuter, Vollkornprodukte, Fleisch, Fisch, Milch und Milchprodukte
Ballaststoffe	Sättigung, Stoffwechselregulation und gesunde Darmfunktion	Vollkornprodukte, Hülsenfrüchte, Gemüse, Obst
Wasser	Herz-Kreislauf- und Nierenfunktion, Wärmeregulation	Getränke, Suppen, wasserreiche Lebensmittel, z. B. Obst und Gemüse

Wieviel Energie steckt in der Nahrung?

Wir teilen die Nährstoffe – entsprechend ihren Aufgaben – in energieliefernde (Kohlenhydrate, Fette, Eiweißstoffe) und nicht energieliefernde, lebensnotwendige Nährstoffe (Vitamine, Mineralstoffe, Wasser) ein.

Der Energiegehalt der verschiedenen Nahrungsbestandteile wird in Kilokalorien (kcal) bzw. Kilojoule (kJ) angegeben.

1 Gramm Kohlenhydrate	liefert	4 kcal bzw. 17 kJ
1 Gramm Fett	liefert	9 kcal bzw. 38 kJ
1 Gramm Eiweiß	liefert	4 kcal bzw. 17 kJ
und im Vergleich dazu		
1 Gramm Alkohol	liefert	7 kcal bzw. 30 kJ

Was Menschen einst zur Nahrungsaufnahme motivierte, waren die Vermeidung des Hungergefühls und das Erreichen des Sättigungszustands. Die alte Sorge der Menschheit nach genügend Nahrungsenergie wird in Zeiten des Wohlstands durch ein neues

Ernährungsproblem abgelöst. Die Bevölkerung der reichen Industrienationen befindet sich heute in der eher mißlichen Lage, daß das Nahrungsangebot vielseitiger, raffinierter und reichlicher denn je ist, der Nahrungsenergiebedarf des einzelnen dagegen fast seinen Tiefstand erreicht hat. Längst ist der Traum vom Schlaraffenland zum Kalorienalptraum des bewegungsarmen Menschen geworden. Unsere Lebensweise bringt es mit sich, daß wir bei überwiegend geringer körperlicher Aktivität einen verhältnismäßig niedrigen Kalorienbedarf haben. Dem sollten wir unsere Ernährungsweise anpassen. Eine verringerte Energieaufnahme darf aber nicht zu einer Unterversorgung mit Vitaminen und Mineralstoffen führen. Vor allem Schlankheitsdiäten sind oft Mangeldiäten in bezug auf diese lebenswichtigen Nährstoffe für gesundes Aussehen, Fitneß und Wohlbefinden. Je weniger wir essen (dürfen), desto unsicherer wird die Versorgung mit allen benötigten Vitaminen und Mineralstoffen.

Nährstoffdichte statt Kalorienzählen

Viel wichtiger als die Quantität – die Kalorien – ist also die Qualität, das heißt der Anteil an lebensnotwendigen gesundheitsschützenden Nährstoffen in unserer Nahrung. Dieser neue Qualitätsmaßstab für Lebensmittel wird als Nährstoffdichte bezeichnet.

Die Formel für die Nährstoffdichte

$$\text{Nährstoffdichte eines Lebensmittels} = \frac{\text{Vitamin- und Mineralstoffgehalt in mg}}{\text{Energiegehalt in kcal oder kJ}}$$

Warum ist es heute so wichtig, auf die Nährstoffdichte zu achten?

Weil wir körperlich nicht mehr so schwer arbeiten und uns ganz allgemein weniger bewegen, ist zwar der Kalorienbedarf zurückgegangen, der Bedarf an Vitaminen, Mineralstoffen und Ballaststoffen ist dagegen gleich geblieben. Das bedeutet: Wir müssen mit weniger Nahrungskalorien einen unvermindert hohen – aufgrund unserer modernen Lebensweise (Rauchen, Alkohol, Medikamente, Umweltbelastungen etc.) zum Teil sogar erhöhten – Bedarf an lebensnotwendigen Nährstoffen abdecken. Dieses Verhältnis von Qualität zu Quantität wird als Nährstoffdichte bezeichnet.

Lebensmittel mit einer hohen Nährstoffdichte haben in Relation zu den Kalorien viele Vitamine und Mineralstoffe. Vollkornprodukte, Gemüse, Kartoffeln, Hülsenfrüchte, Obst, Milch, fettarme Milchprodukte und Fisch sowie mageres Fleisch schneiden hier besonders gut ab. Wußten Sie schon, daß Grünkohl, Brokkoli, grüne Bohnen und Feldsalat, aber auch viele Beerenfrüchte hinsichtlich der Nährstoffdichte Spitzenreiter sind? Gemüse und Obst sind natürlich »leicht« und sollten täglich in größeren Portionen gegessen werden! An vitamin- und mineralstoffreichem Gemüse, Salat und Obst können wir uns also satt essen.

Übrigens: Unsere südeuropäischen Nachbarn essen zwei- bis dreimal soviel Gemüse und ernähren sich somit wesentlich gesünder als wir.

Wieviel Energie- und Nährstoffe benötigen wir?

Ob Sie das richtige Maß beim Essen eingehalten haben, zeigt Ihr Körpergewicht. Ein guter Anhaltspunkt für das richtige Gewicht ist der *Wohlfühlgewichtsbereich*, der etwa ± 10 Prozent von Ihrem persönlichen Normalgewicht nach Broca (in kg = Körperlänge in cm minus 100) ausmachen darf.

Der Energiebedarf des Menschen ist abhängig von Lebensalter, Geschlecht sowie individuellen Leistungen und Anforderungen (z. B. Berufsarbeit, Sport, Schwangerschaft und Stillzeit). Als Richtwerte für den Energieumsatz gelten in etwa die folgenden Angaben der Deutschen Gesellschaft für Ernährung.

Richtwerte für den Energiebedarf				
	kcal		kJ	
	männlich	weiblich	männlich	weiblich
Jugendliche 15–18 Jahre	3 000	2 400	12 500	10 000
Erwachsene* 19–35 Jahre	2 600	2 200	11 000	9 000
36–50 Jahre	2 400	2 000	10 000	8 500
51–65 Jahre	2 200	1 800	9 000	7 500
über 65 Jahre	1 900	1 700	8 000	7 000

* Diese Werte gelten bei körperlicher Leichtarbeit. Bei körperlicher Mehrbeanspruchung sind pro Tag folgende Zuschläge erforderlich:
Mittelschwerarbeit: 600 kcal/2 500 kJ
Schwerarbeit: 1 200 kcal/5 000 kJ
Schwerstarbeit: 1 600 kcal/6 700 kJ

Für sportliche Aktivitäten gilt als Orientierung: Leichte Aktivitäten (z. B. langsames Laufen, Radfahren) entsprechen einem Energieumsatz von etwa 5 kcal/Minute; größere Anstrengungen (z. B. schnelleres Lauftempo, Radfahren mit Steigung) »verbrennen« etwa 10 kcal/Minute.

In der Praxis ist es jedoch besser, die persönliche Energiebilanz durch Feststellen des Körpergewichts zu überprüfen, anstatt mit Tabellenwerten zu rechnen.

Wissenschaftlich gesehen müssen die täglichen Kalorien noch richtig verteilt werden, d. h., die energieliefernden Nährstoffe Kohlenhydrate, Fett und Eiweiß haben einen unterschiedlichen Anteil an der täglichen Energiebereitstellung. Rein rechnerisch könnten sich die Energielieferanten als »Brennstoffe« zwar untereinander vertreten, aber ein zu hoher Fettanteil – laut Statistik gegenwärtig zirka 40 Prozent der aufgenommenen Kalorien – birgt die Gefahr von Übergewicht und Herz-Kreislauf-Erkrankungen. Hinzu kommt, daß die lebensnotwendigen Eiweißbausteine aus der Nahrung für den körpereigenen Eiweißaufbau nicht durch Kohlenhydrate oder Fette ersetzt werden können. Andererseits sind sie als »Brennmaterial« zu schade. Schließlich sind Kohlenhydrate die ökonomischste Energiequelle für den Körper. Muskel-, Nerven- und Gehirnzellen können sie gleichermaßen gut nutzen, und aus Kohlenhydraten kann mit und ohne Sauerstoff Energie gewonnen werden. Aus diesen Gründen wird empfohlen, die täglich aufgenommenen Kalorien wie folgt zu verteilen:

Anteilige Energiebereitstellung aus Nährstoffen

55–60 Prozent Kohlenhydrate
25–30 Prozent Fett
10–15 Prozent Eiweiß

Hinzu kommt ein täglicher Wasserbedarf von 2,0–2,5 Liter. Außerdem empfiehlt es sich, täglich mindestens 30 g Ballaststoffe aus Vollkornprodukten, Hülsenfrüchten, Gemüse und Obst aufzunehmen.

Von der Theorie zur Praxis

Diese wissenschaftlichen Empfehlungen entsprechen in etwa folgenden Lebensmittelmengen, die zur Deckung des Energie- und Nährstoffbedarfs eines Erwachsenen mit leichter körperlicher Arbeit benötigt werden.

Kartoffeln und Getreide

täglich 5–7 Scheiben (zirka 200 bis 350 g) Brot (möglichst Vollkorn), täglich 4–5 mittelgroße Kartoffeln (250–300 g), oder 1 Portion Reis oder Nudeln (Trockengewicht 70–90 g). 1 Scheibe Brot kann gegen 30 g Getreideflocken (2 Eßlöffel) ausgetauscht werden.

viel Kohlenhydrate

Fleisch, Fisch, Milch und Ei

wöchentlich 3–4 Fleischportionen à 100–120 g, wöchentlich 2 Portionen Seefisch à 150 g, täglich ¼ Liter Milch oder Sauermilch, täglich 1–2 Scheiben Käse oder 1 Portion Quark, wöchentlich 3–4mal 1 Portion Wurst, wöchentlich 2–3 Eier.

genügend Eiweiß

Fette

täglich höchstens 40 g Streich-
oder Zubereitungsfett (1 Eßlöffel Öl
entspricht zirka 15 g).

| wenig Fett |

Obst und Gemüse sowie Getränke

täglich 200 g frisches Obst,
täglich 200 g Gemüse (gedünstet),
und 1 Portion (zirka 75 g) Salat
(Rohkost),

| täglich Frischkost und das Trinken nicht vergessen |

wöchentlich 1 Hülsenfruchtgericht (z. B. Linseneintopf),
täglich mindestens 1,5 Liter kalorienarme Flüssigkeit.

Selbstverständlich bleibt auch ein kleiner Spielraum für Zucker und Süßes, das heißt etwa 40–50 g Zucker, Honig, Konfitüre oder Süßigkeiten.

Wie gesund
ist unsere Ernährung?

Ernährungswissenschaftler versichern, daß eine vollwertige und abwechslungsreiche Ernährung, eben eine ausgewogene Mischkost, das Beste sei, um alle benötigten Nährstoffe aufzunehmen. Tatsächlich ist der Durchschnittsbürger heute mit Vitaminen recht gut versorgt. Kritiker dieser zuversichtlichen und vielleicht auch beruhigenden Betrachtungsweise werden sagen: »Gut versorgt, um einen Mangel zu verhüten, aber nicht gut genug, um einen optimalen Gesundheitsschutz gegenüber den vielfältigen Belastungen aufgrund unserer modernen Lebensweise aufzubauen.« Welche Mengen an Vitaminen zwischen physiologischer Zufuhr und optimaler Schutznährstoffzufuhr der Mensch tatsächlich braucht, daran scheiden sich immer noch die Geister. Wiegen wir uns in falscher Sicherheit, wenn wir die gängigen Nährstoffzufuhrempfehlungen zum Maßstab dafür machen, ob wir gut oder schlecht mit Vitaminen versorgt sind?

Dazu ein Beispiel: Der Bedarf an Vitamin C, um die Mangelkrankheit Skorbut zu verhüten, liegt in einer Größenordnung von 10–15 mg pro Tag. Die Deutsche Gesellschaft für Ernährung empfiehlt als wünschenswerte Menge 75 mg täglich. Die Empfehlung liegt also bereits weit über dem Bedarf. Die präventiven Empfehlungen gehen von noch höheren Dosen aus: 100–150 mg, und im Bereich der orthomolekularen Medizin werden sogar täglich 3000 bis 18 000 mg Vitamin C verabreicht. Damit ist das Vitamin C der Nährstoff mit der größten Bandbreite der Zufuhrempfehlungen.

Eine andere kritische Fragestellung betrifft die Gültigkeit der Nährwerttabellen. Am Beispiel des Mineralstoffs Magnesium soll auf eine neue Ernährungsproblematik hingewiesen werden. Aufgrund des zunehmenden Magnesiummangels in unseren Böden (intensive landwirtschaftliche Nutzung, einseitige Düngung, saurer Regen) stimmen auch die in den Tabellen angegebenen Magnesiumgehalte der pflanzlichen Lebensmittel nicht mehr. Sie geben im Durchschnitt um 18 Prozent höhere Werte an, als die Nahrungsmittel heute wirklich enthalten. Demnach müßten die Zufuhrempfehlungen angehoben werden, denn wenn man noch mit den »alten« Werten in den Nährwerttabellen rechnet, muß man mehr Magnesium aufnehmen, um nicht unterversorgt zu sein. Übrigens: Zur Verbesserung der Magnesiumaufnahme empfiehlt es sich, täglich 1 Flasche magnesiumhaltiges Mineralwasser (100 mg und mehr je Liter) zu trinken. Das Magnesium im Mineralwasser ist für den Körper auch gut verfügbar.

Die Sorge, ob unsere Nahrung noch genügend Nährstoffe enthält, betrifft auch die Spurenelemente, beispielsweise Zink und Selen. Die Ausstattung der Nahrungspflanzen damit kann nur so gut sein wie der Gehalt und die Verfügbarkeit im Boden. Insbesondere beim Selen sind die Verhältnisse in Deutschland nicht zufriedenstellend. Pflanzliche Lebensmittel sind also eher »unsichere« Selenquellen, während der Gehalt im Schweinefleisch aufgrund der Tatsache, daß die Tiere über Futterzusätze Selen erhalten, besser abschneidet.

Weitere Fragen drängen sich auf. Wie sieht es mit dem Vitamingehalt von sogenannten frischem Gemüse im Supermarkt nach langer Lagerzeit aus? Können Erdbeeren zur Weihnachtszeit überhaupt soviel Vitamine und Geschmack haben wie das entsprechende einheimische und jahreszeitlich richtige Angebot? Welche Faktoren den Vitamingehalt im Lebensmittel auf der »Gefahrenstrecke« von der Ernte über die Lagerung und Zubereitung bis zum Verzehr beeinflussen, erläutern wir auf Seite 145f. Bei der Fülle dieser Fragen gehen viele lieber auf Nummer Sicher und greifen zur Vitamin- und/oder Mineralstofftablette als Nahrungsergänzung. Dabei darf aber nicht übersehen werden, daß Vitamine in Lebensmitteln von vielen anderen Nährstoffen und Begleitstoffen umgeben sind, die wir brauchen, um gesund zu bleiben. Beim Gemüse und Obst machen bekanntlich auch die Ballaststoffe, der Gehalt an Kalium und Magnesium, natürliche Pflanzenfarb- und Aromastoffe den gesundheitlichen Wert aus. Die Bezeichnung »Nahrungsergänzung« macht also den Stellenwert von Vitaminpräparaten in einer ausgewogenen Ernährung deutlich. Schließlich können auch Fehler in der Verteilung der Hauptnährstoffe (zuviel Fett, zuwenig Kohlenhydrate) nicht durch zusätzliche Gaben von Vitaminen und Mineralstoffen wettgemacht werden.

Fazit: Vitaminpräparate dürfen kein Alibi für ein fehlendes Bemühen um eine insgesamt vollwertige Ernährung sein.

Vitamin- und mineralstoffreich essen und trinken

- Bevorzugen Sie frische, möglichst wenig verarbeitete Lebensmittel.
- Tiefgekühlte Lebensmittel bieten »Frische auf Vorrat«.
- Seien Sie sorgfältig bei der Lagerung und Zubereitung der Lebensmittel. Kürzere Garzeiten und weniger Wasser, z. B. Dünsten, erhalten die Vitamine, Mineralstoffe und den Geschmack.
- Genießen Sie Obst und Gemüse der Jahreszeit. Gemüse und Obst der Saison, das natürlich gereift geerntet wird, ist wohlschmeckend und nährstoffreich. Freiland-Gemüse und Salat sind im Vergleich zum Unterglasanbau (Treibhausware) auch weniger mit Nitrat belastet. Greifen Sie im Winter vermehrt zu Kartoffeln, Sauerkraut, Chicorée, Brokkoli, Rosenkohl, Zucchini, Paprika und Auberginen.
- Zur Vitamin- und Mineralstoffaufwertung von Speisen sind frische oder tiefgefrorene Küchenkräuter und selbstgezogene Sprossen (Keimlinge) empfehlenswert.
- Trinken Sie hochwertige Obst- und Gemüsesäfte.
- Kaufen Sie frische Produkte, also Brot, Kartoffeln, Gemüse, Obst, Fisch, Fleisch, Eier, Milch und Milchprodukte möglichst nur im Fachgeschäft und auf dem Wochenmarkt oder beim Erzeuger ein. Lebensmittelkauf ist Vertrauenssache. Als Stammkunde sind Sie sicherlich gut beraten. Fragen Sie nach der Herkunft der Lebensmittel.

Ein sicherer Tip:
Mehr Abwechslung bei der Lebensmittelauswahl

Ein vielseitiger Speiseplan kann am ehesten die Nährstoffversorgung sicherstellen, ermöglicht ein genußvolles Essen und schützt vor Schadstoffbelastungen. Viele Nährstoffdefizite sind dagegen hausgemacht. Einseitige Ernährung, bestimmte alternative Kostformen und Schlankheitsdiäten können zu Vitamin- und Mineralstoffmangel führen.

Alternative Kostformen – nicht immer gesund

Anders essen als Alternative zur herkömmlichen Ernährung ist aus unterschiedlicher Sicht gefragt. Oft ist das Ernährungskonzept mit einem bewußten Lebensstil (Verzicht auf Rauchen, weniger Alkohol, vermehrte körperliche Aktivität) verbunden, der insgesamt wohl den gesundheitlichen Vorteil ausmacht.

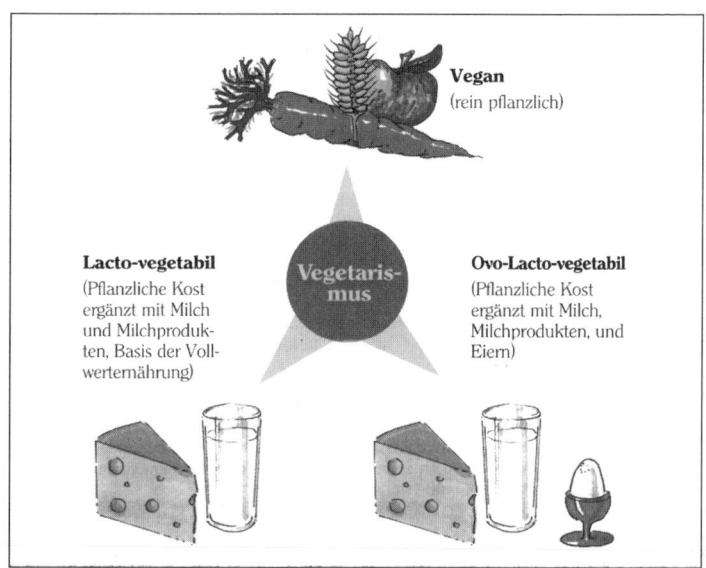

Vegan
(rein pflanzlich)

Vegetaris-mus

Lacto-vegetabil
(Pflanzliche Kost ergänzt mit Milch und Milchprodukten, Basis der Vollwerternährung)

Ovo-Lacto-vegetabil
(Pflanzliche Kost ergänzt mit Milch, Milchprodukten, und Eiern)

Quelle: Echo Verlags-GmbH, Köln

Gemeinsam ist den alternativen Kostformen eine freiwillige Einschränkung in der Nahrungsauswahl mit unterschiedlicher Ausprägung. Meist betrifft dies Fleisch, Wurstwaren, Zucker und Weißmehl. Bei den verschiedenen vegetarischen Kostformen unterscheiden wir im wesentlichen drei Varianten:

- die rein *vegane Kost*, die jegliche Nahrung tierischer Herkunft ausschließt,
- die *laktovegetabile Kost* – zu den pflanzlichen Lebensmitteln werden Milch und Milchprodukte verzehrt,
- die *ovo-laktovegetabile Kost*, bei der zusätzlich Eier gegessen werden.

Pro und Contra beim Verzicht auf tierische Lebensmittel

Der vermehrte Verzehr von pflanzlichen Lebensmitteln trägt zu einer fettarmen und ballaststoffreichen Ernährung bei, ist also zugleich Leistungs- und »Schutzkost« zur Vorbeugung von ernährungsabhängigen Erkrankungen. Je weiter aber im Speiseplan tierische Lebensmittelgruppen ausgeklammert werden, desto größer wird die Gefahr eines Nährstoffmangels. Das Weglassen von Milch und Milchprodukten gefährdet die Calcium-, Vitamin D- und Vitamin-B$_2$-Versorgung. Der völlige Verzicht auf Fleisch und Fisch bedeutet eine Absage an die sichersten Eisen- und Jodlieferanten in der Ernährung. Fleisch ist vor allem auch eine wichtige Zink- und Selenquelle. Schließlich ist das für die Blutbildung wichtige Vitamin B$_{12}$ in nennenswerten Mengen nur in tierischen Lebensmitteln enthalten.

Kritische Nährstoffe bei alternativen Kostformen

Calcium, Eisen, Jod, Zink, Selen, Vitamine B$_2$, B$_{12}$, D

Die *Vollwert-Ernährung* ist eine überwiegend laktovegetabile Ernährung. Daneben können geringe Mengen an Eiern, Fisch und Fleisch enthalten sein. Neben der Gesundheitsverträglichkeit werden der Verarbeitungsgrad der Lebensmittel und die Umweltverträglichkeit der Lebensmittelproduktion besonders beachtet. Die Frische der Lebensmittel und der Anspruch, das Natürliche so natürlich wie möglich zu belassen, stehen im Mittelpunkt dieser Ernährungsform.

Im *Fit for life*-Konzept wird wie bei der Hayschen Trennkost die wissenschaftlich längst widerlegte Annahme vertreten, daß der Körper Kohlenhydrate und Eiweiße nicht gleichzeitig verdauen könne. Durch die Trennung ergibt sich sogar der Nachteil, daß die positive Ergänzung pflanzlicher Proteinträger (z. B. Brot) durch tierische Eiweißquellen (z. B. Käse) entfällt. Überhaupt kommt bei den praktischen Empfehlungen der Verzehr von calciumreichen Milchprodukten und für die Energieversorgung so wichtigen Stärketrägern (Getreideprodukte) zu kurz. Zum Frühstück bis zum Mittagessen nur Obst zu essen, widerspricht allen Empfehlungen für ein ausgewogenes Frühstück. Die Empfehlungen dieses Ernährungskonzepts sind insgesamt wissenschaftlich unbegründet und widersprüchlich.

Fazit: Auch für die sogenannten alternativen Kostformen gilt: Je einseitiger die Lebensmittelauswahl ist, desto eher besteht die Gefahr eines Nährstoffmangels. Komplizierten Kostvorschriften und strengen Verboten fehlt zudem die »Alltagstauglichkeit«. Ernähren Sie sich also lieber vollwertig, anstatt nur auf Fleisch oder Milch zu verzichten.

Schlankheitsdiäten = Mangeldiäten?

Das Kalorienzählen hilft uns nicht weiter im Wirrwarr der Schlankheitsdiäten. Erst allmählich setzt sich die Erkenntnis durch, daß man die Ernährung nicht nur durch die Kalorienbrille betrachten darf. Die Nährstoffdichte (siehe Seite 14f.) sollte zum Auswahlkriterium für die Lebensmittel werden. Das Dauerthema »Schlankheitsdiät« hat uns alle auf Kalorien als Kriterium für die richtige Ernährung fixiert. Letztendlich kann diese einseitige Sichtweise aber nicht nur zu Mangelernährung, Nervosität und Leistungsabfall führen, sondern auch Eß- und Gesundheitsstörungen auslösen.

Übrigens gelten gerade jüngere Frauen nach neueren Erkenntnissen als Risikogruppe bei der Vitamin- und Mineralstoffversorgung. Besonders wer häufig oder ständig Diät hält, riskiert einen Mangel. Werden weniger als 1500 Kilokalorien täglich gegessen, ist eine sichere Nährstoffversorgung kaum mehr möglich. Bei starker Kalorieneinschränkung wird der Vitaminmangel praktisch zum Diätbegleiter. Bei jungen Frauen kommt es dann häufig zu einer nicht zufriedenstellenden Versorgung mit Calcium, Eisen, Zink, Vitamin B$_2$, Vitamin B$_6$ und Folsäure. Diese lebensnotwendigen Nährstoffe sind wiederum wichtige »Schönheitsnährstoffe« für das gesunde Aussehen von Haut, Haaren und Nägeln.

Machen Sie anstatt rigoroser Schlankheitsdiäten doch lieber einmal eine »Schönheitsdiät«, die die Qualität (Nährstoffdichte) statt der Quantität (Kalorien) in den Vordergrund stellt. Natürlich kann ein Präparat diätbedingten Vitamin- und Mineralstoffmangel kurzfristig ausgleichen. Aber dadurch lassen sich nicht die anderen Folgen des strengen Diäthaltens wettmachen. Durch eine starke Einschränkung der Kalorienzufuhr kommt es nämlich im Stoffwechsel zu einer sparsameren Haushaltsführung. Der Körper lernt, mit weniger Kalorien auszukommen. Und wenn die Diät dann beendet ist, nimmt der Körper mit *weniger* Kalorien wieder zu, als dies vor der Diät gewesen wäre. Man bekommt im Endeffekt seine verlorenen Pfunde mit Zinsen zurück.

Der einzige Ausweg aus dem Diätdilemma heißt Umstellung der Ernährung in Richtung einer ausgewogenen vitamin- und mineralstoffreichen Mischkost, die Sie auf Dauer beibehalten. Hinzu kommt das richtige Maß an Bewegung. Wer körperlich aktiver ist, vergrößert seinen Spielraum für Essen können und Genießen dürfen. Damit verbessert sich auch die Vitamin- und Mineralstoffversorgung. Es fällt eben leichter, mit richtig gefüllten Tellern im Bereich von 2500–3000 Kalorien alle benötigten Nährstoffe aufzunehmen. Wenig-Essern droht im Vergleich dazu bei freiwillig verknapptem Nahrungsangebot eher ein Vitamin- und Mineralstoffdefizit. Außerdem kommt dann natürlich oft der Genuß beim Essen zu kurz.

Eine gute Nährstoffversicherung: Essen und Trinken nach dem Lebensmittelkreis

Alle Ernährungsempfehlungen müssen Lebensmittelempfehlungen sein. Ein ausgewogener Speiseplan läßt sich am besten nach den »Spielregeln« des Lebensmittelkreises zusammenstellen. Sieben Lebensmittelgruppen machen die tägliche Ernährung bzw. den wöchentlichen Speiseplan komplett.

Der Lebensmittelkreis

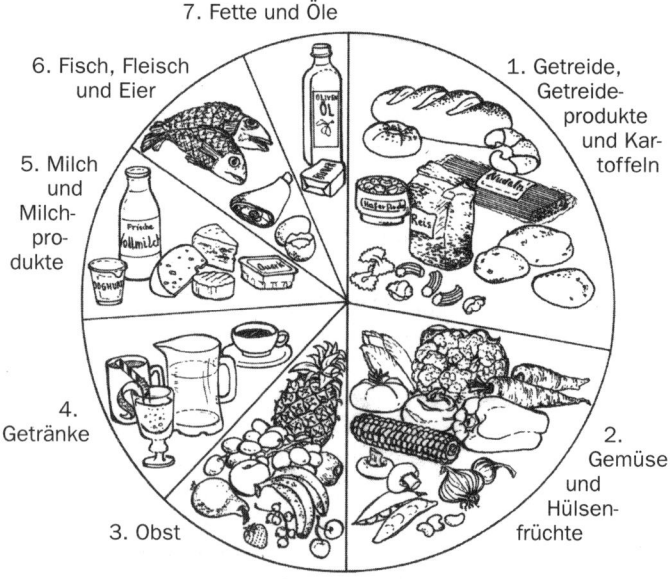

Zeichnung: Eva Gleifenstein

Die Lebensmittelgruppen
und die darin enthaltenen Nährstoffe

1. **Getreide, Getreideprodukte und Kartoffeln**
   Kohlenhydrate, Ballaststoffe, Vitamine (vor allem B-Vitamine), Eiweiß, Mineralstoffe (vor allem Kalium, Magnesium)
2. **Gemüse und Hülsenfrüchte**
   Vitamine (B-Vitamine, Vitamin C, Beta-Carotin), Mineralstoffe (Kalium, Magnesium, Calcium, Eisen), Eiweiß, Ballaststoffe, Kohlenhydrate
3. **Obst**
   Vitamine (Vitamin C, Beta-Carotin), Mineralstoffe (Kalium, Eisen), Wasser
4. **Getränke**
   Wasser, Zucker, Mineralstoffe (Kalium), Vitamine (Vitamin C und Beta-Carotin sowie eventuell zugesetzte Vitamine) – je nachdem
5. **Milch und Milchprodukte**
   Eiweiß, Calcium, B-Vitamine, Fett
6. **Fisch, Fleisch und Eier**
   Eiweiß, Jod, Vitamine (vor allem B-Vitamine), Eisen, Zink, Selen
7. **Fette und Öle**
   Fett, fettlösliche Vitamine (vor allem Vitamin E), essentielle Fettsäuren

Einen ersten Überblick über den Zusammenhang von Lebensmitteln und Nährstoffen gibt der Lebensmittelkreis mit den wichtigsten Fitmachern aus der Küche. Die Getreide- und Kartoffel sowie Gemüse- und Obstgruppen sind größer gezeichnet, weil sie mengenmäßig den Hauptbestandteil unserer Mahlzeiten ausmachen sollten. Hinzu kommen als eiweißreiche Ergänzungen täglich Milch und Milchprodukte sowie im wöchentlichen Wechsel jeweils 2–3 Portionen Fleisch, (See-)Fisch und Eier. Für die beiden restlichen Abschnitte im Lebensmittelkreis gilt: genügend Trinkflüssigkeit und sparsamer Umgang mit Fett.

Die große Begabung der Vitamine und Mineralstoffe

Vitamine sind für viele der Inbegriff von gesunder Ernährung. Demgegenüber rücken die nicht minder wichtigen Mineralstoffe (Mengen- und Spurenelemente) erst langsam ins Blickfeld. Dennoch: Das Vitaminwissen beschränkt sich meistens auf den bekanntesten Vertreter dieser Nährstoffgruppe – das Vitamin C. In der deutschen Ernährung stammt es hauptsächlich aus Fruchtsäften, Frischgemüse, Kartoffeln und erst an vierter Stelle aus Südfrüchten. Insgesamt benötigen wir jedoch 13 Vitamine für Gesundheit, Fitneß und Wohlbefinden. Erst durch einen vielseitigen Speiseplan, der auch Getreideprodukte, Milch und Milcherzeugnisse sowie Fleisch und Fisch umfaßt, wird das ABC der Vitamine komplett.

Die Vitamine

Der Gesundheit auf der Spur:
Die Geschichte der Vitamine

Das Paradebeispiel aus der Geschichte der Vitaminforschung ist der Zusammenhang zwischen Vitamin-C-Mangel und Skorbut. Schon 1747 hat der schottische Schiffsarzt James Lind in seinem »Traktat über Skorbut« empfohlen, das gefürchtete Seefahrerleiden mit Saft von Zitronen und Orangen zu behandeln. Jahrhundertelang hatte diese Vitamin-C-Mangelkrankheit die englischen Seeleute so heftig geplagt, daß in Kriegszeiten mehr Männer an Skorbut zugrunde gingen, als im Kampf fielen. Der Skorbut beginnt im allgemeinen mit typischen Ermüdungserscheinungen und Zahnfleischblutungen. Dann lockern sich die Zähne und fallen aus. Gleichzeitig treten Blutergüsse im Gewebe und verminderte Widerstandsfähigkeit gegen Infektionskrankheiten auf. Nicht selten führt dieses Stadium des Skorbuts zum Tod. Frisches Gemüse führe dem Körper »ein gewisses Etwas« zu, das vor diesen Symptomen schütze, stellten später auch andere Marineärzte fest. Die im Jahre 1932 aus Zitronensaft isolierte Ascorbinsäure wurde als Träger dieser Schutzwirkung erkannt.

Eine weitere gefürchtete Vitaminmangelkrankheit ist die Rachitis (= Knochenerweichung). Rachitisgefährdet waren vor allem Kinder lichtarmer Großstadtviertel. Lange Zeit war der bei Kindern wegen des Fischölgeschmacks unbeliebte Lebertran das einzige Heilmittel gegen die unzureichende Knochenverhärtung aufgrund eines Vitamin-D-Mangels. Ultraviolette Bestrahlung konnte allerdings Hinterhofkindern mit der für Rachitis typischen Trichterbrust und Deformierung vor allem der schnell wachsenden Knochen ebenfalls helfen, ihre Knochen zu festigen. Vitamin D, aus der Nahrung und im Körper aus Vorstufen unter UV-Licht-Einwirkung in der Haut gebildet, ist für die Aufnahme des Nahrungscalciums und die Knochenmineralisation unver-

zichtbar. Daher stammt auch der Name Calciferol (= Calcium-
träger). Eine ausreichende Versorgung mit Vitamin D gilt auch
als Schutz vor frühzeitiger Demineralisierung des Knochens im
Alter und vor Osteoporose, einer Verminderung des Knochenge-
webes bei gleichzeitiger Vergröberung seiner Struktur.

Vitamin B12, bei dessen Mangel es zur bösartigen Anämie (= Blutarmut) kommt, ist 1948 als letztes der 13 Vitamine entdeckt
worden. Als kleine Besonderheit stellte sich heraus, daß es als ein-
ziges Vitamin eine Art Transport- und Schutzfaktor benötigt, der
in der Magenschleimhaut gebildet wird und dafür sorgt, daß das
Vitamin B12 überhaupt ins Blut aufgenommen werden kann.

Übrigens: Vitamin B12 ist mit 3 Millionstel Gramm pro Tag auch
das Vitamin mit der niedrigsten Zufuhrempfehlung.

Soweit einige Einblicke in dieses spannende Kapitel der Ernährungsforschung. Doch selbst der Name »Vitamine« als Sammel-
begriff für diese gar nicht einmal einheitliche Stoffgruppe ist
mittlerweile Geschichte. So hat der polnische Arzt Kasimir Funk
das Kunstwort »Vitamin« aus »Vita«, lateinisch Leben, und
»Amin« = Stickstoffverbindung, geprägt, nicht wissend, daß diese
Benennung keineswegs ihrem stofflichen Charakter gerecht wird.
In der Folgezeit wurde erkannt, daß auch aminfreie Verbindungen diese lebenswichtigen Funktionen erfüllen. Der Begriff »Vitamin« blieb jedoch bestehen und hat sich durchgesetzt.

Was sind eigentlich Vitamine?

Dieses Kapitel soll mit einer wissenschaftlichen Definition beginnen. Vitamine sind organische, nicht energieliefernde essentielle
Nährstoffe, die dem Körper als solche oder in Form von Vorstufen (Provitamine) mit der Nahrung zugeführt werden müssen, da
sie nicht oder nicht in ausreichendem Umfang im eigenen Stoffwechsel gebildet werden können. Eine gewisse Sonderstellung
nimmt das für den Calciumstoffwechsel wichtige Vitamin D ein,
das unter Einwirkung des Sonnenlichts in der Haut aus Vorstufen gebildet werden kann. Dennoch muß Vitamin D zusätzlich
mit der Nahrung aufgenommen werden.

Vitamine bleiben Vitamine

In jüngster Zeit wurden Theorien publikumswirksam verbreitet, die darauf abzielten, klassische Vitamine als solche in Frage zu stellen. Die Aussagen bezogen sich darauf, daß Vitamin B_1 und Niacin eigentlich keine Vitamine seien, daß angeblich ein Angehöriger der Vitamin B_2-«Familie» ein Anti-Vitamin sei und Vitamin C nur ein »Teil-Vitamin«. Hierzu kann eindeutig erklärt werden: Alle diese Thesen sind als wissenschaftlich unhaltbar zurückzuweisen. Ihre Begründungen sind so zweifelhaft, daß es müßig wäre, auf sie im einzelnen einzugehen. Derartige Behauptungen sind teilweise nicht neu. Sie wurden jedoch von der Grundlagenforschung längst überholt und ad acta gelegt.

Beispielhaft richtiggestellt sei an dieser Stelle lediglich die Angabe, Vitamin C sei nur ein Teilvitamin und könne seine eigentliche Vitamin-Wirkung nur in Verbindung mit den natürlich zum Beispiel in Zitrusfrüchten vorkommenden Flavanolen entfalten. Die Flavanole haben mit der eigentlichen Vitamin-C-Wirkung jedoch nichts zu tun. Angesprochen wurden im gleichen Zusammenhang auch zahlreiche Nebenwirkungen von Vitamin B_6 und Niacin. Tatsache ist: Für Vitamin B_6 wurden schwere Nebenwirkungen nur in Einzelfällen, nach unkontrollierter Anwendung abwegig hoher Dosen, wie etwa 2–6 Gramm (!) täglich für 2–4 Monate beobachtet. Die Symptome bildeten sich allerdings nach Absetzen fast vollständig zurück. Die von der Deutschen Gesellschaft für Ernährung (DGE) empfohlene Tagesdosis liegt bei 1,6–2,1 Milligramm (Tausendstelgramm!) täglich, die therapeutische Dosis bei 20–200 Milligramm.

Unter Niacin versteht man das Vitamin Nicotinsäure und sein Derivat, das Nicotinamid. Nicotinsäure und Nicotinamid werden im Stoffwechsel ineinander übergeführt. In Dosierungsfragen müssen beide jedoch getrennt betrachtet werden. Nicotinamid ist auch in sehr hohen Dosen praktisch nebenwirkungsfrei, auch wurden keinerlei schädigende Wirkungen beim Embryo beobachtet. Gleiches gilt auch für die Nicotinsäure, wobei hier bei sehr hohen Dosierungen, wie sie beispielsweise bei der Behandlung eines zu hohen Cholesterinspiegels angewendet werden,

Hautrötungen und Hitzegefühl beobachtet werden können. Alle Nebenwirkungen sind jedoch voll reversibel, das heißt, sie verschwinden nach Absetzen.

»Pseudovitamine«

Neben den 13 »anerkannten« Vitaminen gibt es weitere Stoffe, die man gelegentlich den Vitaminen zugeordnet hat, ohne daß deren Vitamincharakter erwiesen ist. Dazu zählen Orotsäure (Vitamin B_{13}), Inosit, Liponsäure, Rutin (Vitamin P), Carnitin (Vitamin T), Pangaminsäure (Vitamin B_{15}) und Ubichinon (Coenzym Q_{10}). Für die genannten Stoffe werden derzeit therapeutische bzw. pharmakologische Wirkungen diskutiert, sie sind aber definitionsgemäß keine Vitamine. Ein Nährstoff wird als Vitamin bezeichnet, wenn sein Fehlen eine typische Mangelerkrankung verursacht, die benötigte Menge sehr klein ist und die Zufuhr – wie bereits festgestellt – mit der Nahrung erfolgen muß.

Früher wurde auch die essentielle Fettsäure Linolsäure als Vitamin F bezeichnet. Linolsäure ist zwar ein lebensnotwendiger Nährstoff, wird aber heute nicht mehr zu den Vitaminen gezählt. Die Zufuhrempfehlung für Linolsäure beträgt immerhin 10 Gramm pro Tag. Vergleichen Sie dagegen die Zufuhrempfehlungen für Vitamine auf Seite 58ff. von 3 Mikrogramm bis 75 Milligramm!

Einteilung und Bezeichnung der Vitamine

Vitamine haben viele Namen und werden zum Teil mit Buchstaben bezeichnet. Nach ihren physiologisch-chemischen Eigenschaften werden Vitamine in wasserlösliche und fettlösliche Verbindungen eingeteilt. Vitamine sind bei der Lagerung und Nahrungsmittelzubereitung empfindlich gegenüber Luft, Licht und Wärme. Die wasserlöslichen Vitamine können ebenso wie die Mineralstoffe durch Wasser ausgelaugt werden.

Vitamine			
fettlöslich		**wasserlöslich**	
Retinol (Vorstufe Carotin)	A	Thiamin	B_1
Calciferol	D	Riboflavin	B_2
Tocopherol	E	Niacin	
Phyllochinon	K	Pyridoxin	B_6
		Pantothensäure	
		Biotin	
		Folsäure	
		Cobalamin	B_{12}
		Ascorbinsäure	C

sogenannte Vitamin-B-Gruppe (B_1 bis B_12)

Das Abc der Vitamine

Vitamin A – das Augen- und Hautvitamin

Das Abc der Vitamine beginnt beim Vitamin A, das den Buchstaben A erhielt, weil es als erstes der fettlöslichen Vitamine entdeckt wurde, und weil es eine schwere Augenkrankheit zu heilen vermochte. Eines der frühen Symptome von Vitamin-A-Mangel ist die Nachtblindheit. Dabei ist die Sehkraft im Dunkeln geschwächt. Vitamin A ist in der Netzhaut des Auges am Hell-Dunkel-Sehvorgang beteiligt. Bei Bildschirmarbeit und häufigen Nachtfahrten ist besonders auf eine ausreichende Vitamin-A-Zufuhr zu achten. Ebenfalls lebenswichtig ist Vitamin A für die gesunde Haut- und Schleimhautfunktion. Bei Vitamin-A-Mangel vertrocknen alle Schleimhäute im Körper, was deren Abwehrfunktion gegenüber Infektionen aufhebt. Vitamin A ist zur Aufrechterhaltung einer normalen Immunabwehr unentbehrlich, also auch ein wichtiges Gesundheitsschutzvitamin. Die besten Nahrungsquellen sind Milch (ausgenommen Magermilch), Käse, Butter, Eigelb und Leber. Als Vorstufe (Carotin) kommt Vitamin A in gelbrotem und grünem Gemüse, z. B. in Möhren, Paprika, Tomaten, Spinat, Brokkoli und Grünkohl vor. Aus gedünsteten

Möhren ist Carotin gut verfügbar. Die Vitamin-A-Ausnutzung wird durch die gleichzeitige Aufnahme von Milch, Käse, Salatöl oder Sahne verbessert.

Empfohlene Tageszufuhr für Erwachsene: 0,8–1 mg	
Lebensmittel/Portion	Vitamin-A-Gehalt in mg
120 g Schweineleber	4,68
200 g Möhren	2,20
200 g Grünkohl	1,67
200 g Fenchel	1,57
200 g Aprikosen	0,60
200 g Tomaten	0,27
70 g Camembert, 45% Fett i. Tr.	0,25
70 g Emmentaler	0,24
300 g Roggenvollkornbrot	0,24
20 g Butter	0,13
20 g Eigelb	0,11
250 ml Milch, 3,5% Fett	0,08

Vitamin D – der Calciumträger

Vitamin D ist das Vitamin für gesunde Knochen. Vitamin D fördert die Bildung eines Proteins für die Aufnahme und den Transport des Knochenbausteins Calcium. Bei Vitamin-D-Mangel können die Knochen nicht verkalken, und es entsteht das bekannte Bild der Rachitis. 5 Millionstel Gramm Vitamin D pro Tag genügen, um eine ausreichende Calciumaufnahme zu gewährleisten. Gute Nahrungsquellen sind Meeresfische, Lebertran, Innereien, Eigelb, Milch, Käse, Butter und Margarine. In Pilzen kommt eine Vorstufe, also ein Provitamin D, vor. Da Vitamin D auch in der Haut unter Einfluß von UV-Licht gebildet wird, ist genügend Bewegung im Freien für alle Altersgruppen empfehlenswert. (Siehe auch S. 128.)

Empfohlene Tageszufuhr für Erwachsene: 5 µg	
Lebensmittel/Portion	Vitamin-D-Gehalt in µg
100 g Rotbarsch	2,3
100 g Pfifferlinge	2,1
100 g Champignons	1,9
100 g Ei	1,7
100 g Gouda, 45% Fett i. Tr.	1,2
30 g Margarine	1,2
50 g Schlagsahne	0,55
30 g Butter	0,4

Vitamin E – das Zellschutzvitamin

Aufgrund von Beobachtungen bei Tieren, die bei Vitamin-E-Mangel unfruchtbar wurden, erhielt es die Bezeichnung Tocopherol = Fruchtbarkeitsvitamin. Das griechische Wort »tocos«

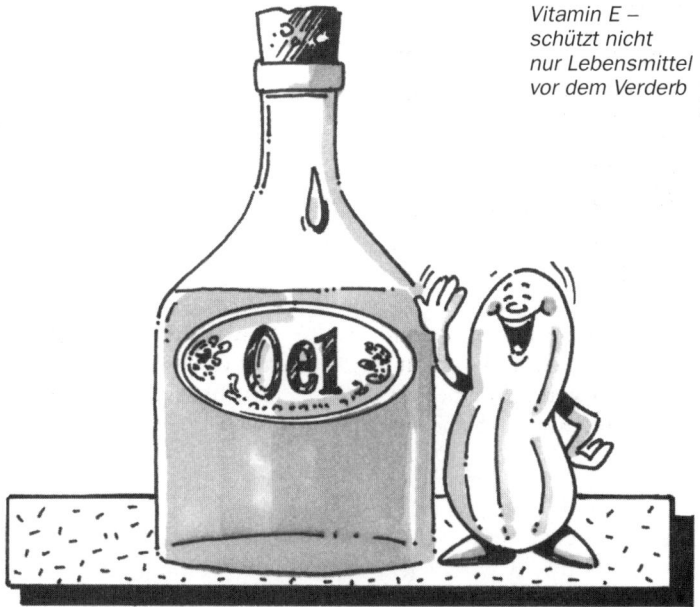

Vitamin E – schützt nicht nur Lebensmittel vor dem Verderb

bedeutet Geburt. Die biologisch bedeutsamste Vitamin-E-Funktion ist die Schutzwirkung vor den negativen Seiten des Sauerstoffs. Sauerstoff läßt Radikale entstehen, die unsere Zellen und Gewebe »rosten« lassen (siehe Seite 104ff.). Besonders empfindlich reagieren die mehrfach ungesättigten Fettsäuren gegenüber sauerstoffhaltigen, aggressiven Verbindungen. Vitamin E schützt als Antioxidans die mehrfach ungesättigten Fettsäuren vor Zerstörung durch Sauerstoff (Oxidation) und damit Zellwände und andere Wirkstoffe, an deren Aufbau diese Fettsäuren beteiligt sind. Übrigens: Auch die mehrfach ungesättigten Fettsäuren in einem hochwertigen Pflanzenöl brauchen Vitamin E als »Schutzmittel« vor einer Oxidation, die im Fall der Nahrungsfette zur Ranzigkeit führen würde. Vitamin E schützt ebenfalls Vitamin A vor einer unerwünschten Oxidation. Die besten Nahrungsquellen sind Keimöle, Margarine, Weizenkeime, Haferflocken, Vollkornprodukte, Ei, ölhaltige Samen (Sesam, Sonnenblumenkerne) und Nüsse sowie grünes Gemüse.

Unser Tip: Einen frischen Salat mit Keim- oder Olivenöl anmachen. (Siehe auch S. 63f.)

Empfohlene Tageszufuhr für Erwachsene: 12 mg	
Lebensmittel/Portion	**Vitamin-E-Gehalt in mg**
30 g Distelöl	22,5
100 g Sojabohnen	15,3
30 g Sonnenblumenöl	15
50 g Mandeln	12
50 g Weizenkeime	6
100 g Fenchel	6
100 g Haferflocken	1,5
30 g Butter	0,66

Vitamin K – für die Blutgerinnung

Ohne dieses im Vergleich zu den anderen fettlöslichen Vitaminen nicht so bekannte Vitamin würden wir bei Verletzungen an der entstandenen Wunde leicht verbluten. Damit das Blut gerinnen kann, müssen eine Reihe von Gerinnungsfaktoren in Aktion treten, die mit Hilfe von Vitamin K gebildet werden. Bei Mangel kommt es zur verlängerten Blutgerinnungszeit und Neigung zu Blutungen. Vitamin K kommt reichlich in allen Gemüsen, insbesondere in den verschiedenen Kohlsorten, Spinat und Tomaten, vor und ebenso in tierischen Lebensmitteln wie Leber, Fleisch und Milch. Patienten, die thrombosegefährdet sind, erhalten zur Blutverdünnung Medikamente, die quasi als Gegenspieler zum Vitamin K die Blutgerinnung hemmen. Bei Verletzungen oder Operationen müssen diese Personen allerdings Vitamin-K-Präparate nehmen, um die Gerinnungsfähigkeit des Blutes möglichst schnell wieder herzustellen.

Beim gesunden Erwachsenen wird Vitamin K auch von den Darmbakterien gebildet. Das in Lebensmitteln enthaltene Vitamin K wird andererseits nur zum Teil vom Organismus resorbiert. (Deshalb sind an dieser Stelle genaue Angaben über den Gehalt in verschiedenen Lebensmitteln wenig sinnvoll.)

B-Vitamine – die Hochleistungsvitamine des Stoffwechsels

Die große Gruppe der B-Vitamine gehört zusammen mit dem Vitamin C zu den wasserlöslichen Vitaminen. Ohne die Faktoren der Vitamin-B-Gruppe läuft so gut wie nichts in unserem biochemischen Stoffwechselbetrieb.

Das **Thiamin** war die erste Verbindung, die aus der Vitamin-B-Gruppe in reiner Form isoliert werden konnte. Daher gab man diesem Vitamin die Bezeichnung B_1. Seine Hauptaufgabe hat es als Coenzym (= Enzymbestandteil) im Kohlenhydrat- und damit Energiestoffwechsel von Muskel- und Nervenzellen. Beri-Beri galt als klassische Vitamin-B_1-Mangelkrankheit in Verbindung mit allgemeiner Unterernährung. Die Symptome Muskelschwäche und Lähmungen bis zu Nervenentzündungen traten auf, als in ostasiatischen Ländern der geschälte, polierte Reis als Volksnahrung eingeführt wurde. Im Vergleich zum Naturreis (Vollkornreis) ist im geschälten Reis kaum noch Vitamin B_1 enthalten. Die besten Nahrungsquellen für Vitamin B_1 sind Vollkornprodukte, Schweinefleisch und Hülsenfrüchte. Ein geringfügiger Vitamin-B_1-Mangel äußert sich als Müdigkeit, Gereiztheit und Konzentrationsmangel.

Empfohlene Tageszufuhr für Erwachsene: 1,2 – 1,4 mg	
Lebensmittel/Portion	Vitamin-B$_1$-Gehalt in mg
20 g Bierhefe	2,40
120 g Schweinefleisch, mager	1,08
80 g Sojabohnen, getrocknet	0,79
300 g Weizenvollkornbrot	0,75
80 g Erbsen, getrocknet	0,61
250 g Kartoffeln	0,50
20 g Weizenkeime	0,40
120 g Schweineleber	0,37
80 g Linsen, getrocknet	0,34
80 g Naturreis	0,33
40 g Haferflocken	0,21
250 ml Milch, 3,5% Fett	0,09

Vitamin B$_2$ (Riboflavin) ist das typische Milchvitamin, weil es in Milchprodukten (neben Fisch) reichhaltig vorkommt. Als Coenzym spielt es ebenfalls im Energie-, hier Fettstoffwechsel, eine wichtige Rolle und ist an der Sehleistung beteiligt.

Empfohlene Tageszufuhr für Erwachsene: 1,5 – 1,7 mg	
Lebensmittel/Portion	Vitamin-B$_2$-Gehalt in mg
120 g Schweineleber	3,80
20 g Bierhefe	0,75
150 g Seelachs	0,53
200 g Grünkohl	0,50
200 g Spinat	0,46
300 g Vollkornbrot	0,45
250 ml Milch, 3,5% Fett	0,45
150 g Speisequark, mager	0,45
70 g Camembert, 45% i. Tr.	0,42
120 g Kalbfleisch, mager	0,32
120 g Schweinefleisch, mager	0,28
250 g Kartoffeln	0,13

Das **Vitamin B6** (Pyridoxin) aus Fleisch, Fisch, Vollkornprodukten, Käse und einigen Gemüsen ist dagegen das Schlüsselvitamin des Eiweißstoffwechsels. Es ist am Um-, Auf- und Abbau der Aminosäuren (= Eiweißbausteine) beteiligt. Pro Gramm Nahrungseiweiß sollten etwa 0,02 mg Vitamin B6 aufgenommen werden. Kraftsportler mit vermehrter Eiweißaufnahme sowie Schwangere und Stillende haben ebenso wie Frauen, die die Anti-Baby-Pille einnehmen, einen höheren Vitamin-B6-Bedarf. In höherer Dosierung ist Vitamin B6 wirksam gegen das prämenstruelle Syndrom und gegen die Reisekrankheit.

Empfohlene Tageszufuhr für Erwachsene: 1,6–1,8 mg	
Lebensmittel/Portion	Vitamin-B6-Gehalt in mg
300 g Weizenvollkornbrot	1,17
120 g Kalbsleber	1,08
80 g Sojabohnen, getrocknet	0,95
150 g Makrele	0,95
20 g Bierhefe	0,88
150 g Hering	0,68
20 g Weizenkeime	0,66
120 g Schweinefleisch, mager	0,60
200 g Schnittbohnen/Paprika	0,56
80 g Naturreis	0,54
250 g Kartoffeln	0,50
250 ml Milch	0,12

Auch die nicht mit dem Buchstaben »B« bezeichneten Vitamine **Pantothensäure, Niacin** und **Biotin** spielen eine zentrale Rolle im Stoffwechsel der energieliefernden Nährstoffe. Niacin und Pantothensäure sind wahre »Energievitamine« und wichtig für die gesunde Haut. Biotin kommt insbesondere eine Aufbaufunktion im Bereich der Fettsäuren und Aminosäuren zu. Bei Mangel leidet die Haut zuerst. Früher wurde Biotin auch als Vitamin H (= Hautfaktor) bezeichnet. Während die genannten Faktoren der B-Gruppe in einer gemischten Ernährung mit Vollkornprodukten, Fleisch, Ei, Mehlprodukten und Fisch in genügender Menge vorkommen, gilt es beim Biotin eine Besonderheit zu beachten. Mit dem Verzehr von rohem Hühnereiklar läßt sich ein Biotin-

Mangel erzeugen. Rohes Hühnereiweiß enthält Avidin, ein Eiweißstoff, der sich mit Biotin so fest verbindet, daß unsere
Verdauung das Biotin nicht mehr verwerten kann. Durch das
Kochen oder Braten von Eiern läßt sich diese nachteilige Wirkung aufheben.

Eine besondere Stellung innerhalb der B-Gruppe nehmen die
Folsäure und das **Vitamin B12** (Cobalamin) ein. Sie sind beide
an der Blutbildung beteiligt. Folsäure ist ein wichtiges Schutz-
vitamin für Schwangere. Es kann verhindern, daß Kinder mit
offenem Rückenmark (Neuralrohrdefekten) zur Welt kommen.
Wirksam in Studien erwies sich Folsäure auch, wenn sie in Multi-
vitaminpräparaten enthalten war, wobei bei Frauen, die voher
häufiger Fehlgeburten erlitten hatten, die Schwangerschaft gesund und ohne Komplikationen verlief. Während Vitamin B12 in
nennenswerten Mengen nur in tierischen Lebensmitteln (Fleisch,
Milch, Innereien) vorkommt, ist die Folsäure wie Vitamin C ein
sehr sensibles B-Vitamin, das bei der Lagerung und in der Küche
leicht Verluste erleidet. Folsäure und Vitamin C sind empfindlich
gegenüber Wasser, Licht und Wärme. Deshalb sollten Sie fol-
säurereiche Blattsalate und -gemüse zum großen Teil als Frisch-
bzw. Rohkost verzehren. Auch Vollkornbrot und Leber sind gute
Folsäurequellen.

Empfohlene Tageszufuhr für Erwachsene: 300 µg		
Lebensmittel/Portion		**Folsäure-Gehalt in µg**
20 g	Bierhefe	634
120 g	Schweineleber	264
80 g	Sojabohnen, getrocknet	184
300 g	Weizenvollkornbrot	180
200 g	Spinat	156
200 g	Grünkohl	120
20 g	Weizenkeime	104
200 g	Tomaten	78
200 g	Broccoli	66
200 g	Apfelsinen	48
200 g	Bananen	40
250 g	Kartoffeln	33

Empfohlene Tageszufuhr für Erwachsene: 3 µg	
Lebensmittel/Portion	Vitamin-B_{12}-Gehalt in µg
120 g Schweineleber	47
120 g Kalbsniere	30
150 g Makrele	14
150 g Hering	13
120 g Schweinefleisch, mager	6
150 g Rotbarsch oder Seelachs	5,7
120 g Kalbfleisch, mager	2,4
70 g Camembert, 45% Fett i. Tr.	2,0
70 g Emmentaler, 45% Fett i. Tr.	1,5
150 g Speisequark, mager	1,3
250 ml Milch, 3,5% Fett	1,1
20 g Eigelb	0,4

Vitamin C – das vielseitigste Vitamin

Vitamin C ist wie kaum ein anderes Vitamin in aller Munde und in seinem Wirkungsspektrum äußerst vielfältig. Es mobilisiert die Abwehr und stärkt das Immunsystem. Raucher benötigen deutlich mehr von diesem wasserlöslichen Vitamin, das sogar in der Prävention von Herz Kreislauf Erkrankungen und Krebs

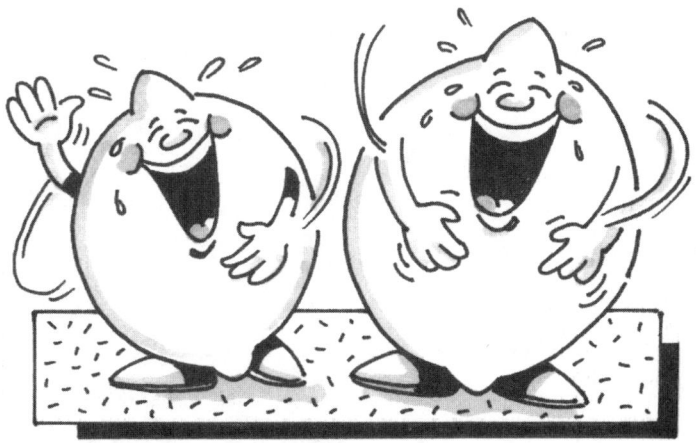

eine wichtige Aufgabe übernehmen kann. Zu den »normalen«
Ernährungsaufgaben dieses vielseitigen Vitamins zählt die Förderung der Eisenaufnahme aus pflanzlichen Lebensmitteln, wenn
wir z. B. Getreide zusammen mit Obst essen. Vitamin C ist auch
am Aufbau und der Regeneration des Bindegewebes sowie an der
Streßbewältigung beteiligt. Es hemmt nicht zuletzt die Bildung
krebserregender Nitrosamine aus Aminen und Nitrit im Magen
und ist für Entgiftungsreaktionen zuständig. Wenn man die vielfältigen Eigenschaften von Vitamin C bedenkt, so ist es leicht
verständlich, daß gerade für dieses Vitamin höhere Zufuhrempfehlungen diskutiert werden. Vitamin-C-reich sind Obst,
insbesondere Zitrusfrüchte und tropische Früchte sowie Beerenfrüchte, Paprika, Kohlgemüse, Schnittlauch und Petersilie sowie
Fruchtsäfte. Die reichhaltigsten einheimischen Vitamin-C-Spen-
der sind Hagebutten, Sanddorn und Schwarze Johannisbeeren.

Empfohlene Tageszufuhr für Erwachsene: 75 mg	
Lebensmittel/Portion	Vitamin-C-Gehalt in mg
100 g Hagebutten (roh)	1250
100 g Sanddornsaft	266
200 g Broccoli (roh)	220
100 g Johannisbeeren, schwarz	189
100 g Paprika	140
100 g Kiwi	100
200 g Weißkohl (roh)	94
200 g Orangensaft	88
100 g Erdbeeren	62
100 g Apfelsine	50
20 g Petersilie	34
25 g Hagebuttenmarmelade	13

Mineralstoffe & Co.

Mineralstoffe sind anorganische Nährstoffe und werden in Mengen- und Spurenelemente unterteilt. Die Erforschung der im Vergleich zu den Vitaminen nicht minder wichtigen Mineralstoffe hat sich etwas weniger spektakulär vollzogen und ist längst noch nicht abgeschlossen. Wußten Sie schon, daß ein Eisendefizit zu den weltweit am meisten verbreiteten Nährstoffmangelerscheinungen zählt? Nach Schätzungen der Weltgesundheitsorganisation muß gegenwärtig mit Vorliegen eines Eisenmangels bei zirka 500 Millionen Menschen, bezogen auf die Weltbevölkerung, gerechnet werden. Schon die alten Ägypter kannten 3000 v. Chr. die stärkende Wirkung von Eisen und tranken das zum Kühlen von geschmiedeten Eisenteilen benützte Wasser.

Ein anderes Spurenelement ist ebenfalls häufig knapp in unserer Ernährung. Im 15. Jahrhundert malte Giovanni Francesco da Rimini die Madonna mit Kropf, jenem durch Nährstoffmangel damals weitverbreiteten Leiden. Doch erst im 20. Jahrhundert führte man die Vergrößerung der Schilddrüse auf Jodmangel in der Kost zurück.

Heute stehen weitere Spurenelemente im Blickpunkt der Ernährungsforschung, beispielsweise Zink und Selen, deren Versorgung durch die Ernährung teilweise kritisch ist. Doch lassen Sie uns im Kapitel Mineralstoffe zunächst mit den Mengenelementen beginnen. Die Einteilung bezieht sich sowohl auf das mengenmäßige Vorkommen im Körper als auch auf den Nahrungsbedarf.

Die Mengenelemente:
Von Natrium bis Phosphat

Natrium und Chlorid für den Geschmack

Kochsalz, jenes weiße Mineral, in dessen Gesellschaft viele Lebensmittel besser schmecken und darüber hinaus über Monate haltbar gemacht werden können, besteht aus den beiden Mengenelementen Natrium und Chlorid. Auf Salz haben viele Städte ihren Reichtum begründet, und es gab »Salzstraßen«. Heute haben wir das kostbare Gewürz Salz im Überfluß und sollten wissen, daß viele Gerichte auch köstlich schmecken, wenn wir sparsam mit den kleinen Kristallmengen umgehen, fantasievoll mit Kräutern würzen und die richtige Garmethode wählen, z. B. Dünsten oder Garen im Tontopf. Beide Bestandteile des Kochsalzes sind an der Regulation des Wasserhaushalts beteiligt. Natrium fördert die Wasseraufnahme und bindet Wasser in den Geweben, während Chlorid zusätzlich wichtig für die Magensalzsäurebildung ist. Der Natriumbedarf wird bei einer gemischten Ernährung leicht mit salzhaltigen Lebensmitteln gedeckt, auch ohne daß wir den Salzstreuer verwenden. Brot, Wurst und Käse enthalten Kochsalz, das bei der Herstellung zugesetzt wird. Kochsalzempfindliche Bluthochdruckpatienten profitieren von einer gemäßigten Kochsalzzufuhr, die etwa bei 5–6 Gramm pro Tag liegt. Bei starkem Schwitzen ermöglichen Getränke, die geringe Kohlenhydrat- und Natriumzusätze enthalten, einen raschen Wasserersatz im Körper.

Kalium fürs Herz

Kalium ist der Gegenspieler von Natrium und ebenfalls an der Regulation des Wasserhaushalts beteiligt. Eine kaliumreiche Ernährung (Obst, Fruchtsäfte, ungesalzene Reis- und Gemüsegerichte) wirkt entwässernd. Kalium ist wichtig für das Herz und die Muskeln. Bei Mangel kommt es zu Muskelschwäche, Störungen der Herzfunktion und Darmträgheit. Abführmittel führen zu Kaliumverlusten, was das Problem noch verstärkt. Die besten Nahrungsquellen sind Bananen und Trockenfrüchte. Vorsicht: Kalium ist wasserlöslich, deshalb beim Kochen nicht auslaugen.

Empfohlene Tageszufuhr für Erwachsene: 2 – 3 g	
Lebensmittel/Portion	**Kalium-Gehalt in mg**
100 g weiße Bohnen (Trockengewicht)	1300
100 g Linsen (Trockengewicht)	810
50 g getrocknete Aprikosen	685
100 g Spinat	540
200 g Kartoffeln, geschält, gehackt	500
50 g Mandeln	417
100 g Bananen	393
100 g Haferflocken	360
200 g Kuhmilch, 3,5% Fett	320
20 g getrocknete Bierhefe	282
100 g frisches Fleisch	200 – 300
100 g frischer Fisch	140 – 350

Magnesium – der Aktivator

Magnesium ist das Hochleistungselement des Stoffwechsels und an der Aktivierung von nahezu 300 Enzymen beteiligt. Es gilt als Streßschutzschild und ist wichtig für die Muskelkontraktion und das gute Zusammenspiel von Nerv und Muskel. So schützt Magnesium auch vor Muskelkrämpfen. Wie Calcium und Phosphat dient es als Bausubstanz für Knochen und Zähne. Die besten Nahrungsquellen sind pflanzliche Lebensmittel wie Gemüse, Vollkornprodukte, Hülsenfrüchte und Kartoffeln. Aber auch Mineralwasser (zirka 100 mg Magnesium und mehr je Liter) kann einen guten Beitrag zur Magnesiumversorgung leisten. Achtung: Alkohol erhöht den Bedarf an dem Antistreß-Mineralstoff Magnesium ebenso wie ein Mißbrauch von Abführmitteln. (Siehe auch S. 129ff.)

Empfohlene Tageszufuhr für Erwachsene: 300–350 mg

Lebensmittel/Portion		Magnesium-Gehalt in mg
300 g	Weizenvollkornbrot	276
80 g	Sojabohnen, getrocknet	198
200 g	Spinat	196
80 g	Naturreis	140
80 g	Erbsen, getrocknet	93
200 g	Bananen	72
250 g	Kartoffeln	63
40 g	Haferflocken	56
20 g	Weizenkeime	50
120 g	Fleisch	ca. 32
150 g	Seefisch	ca. 32
250 ml	Milch, 3,5% Fett	30

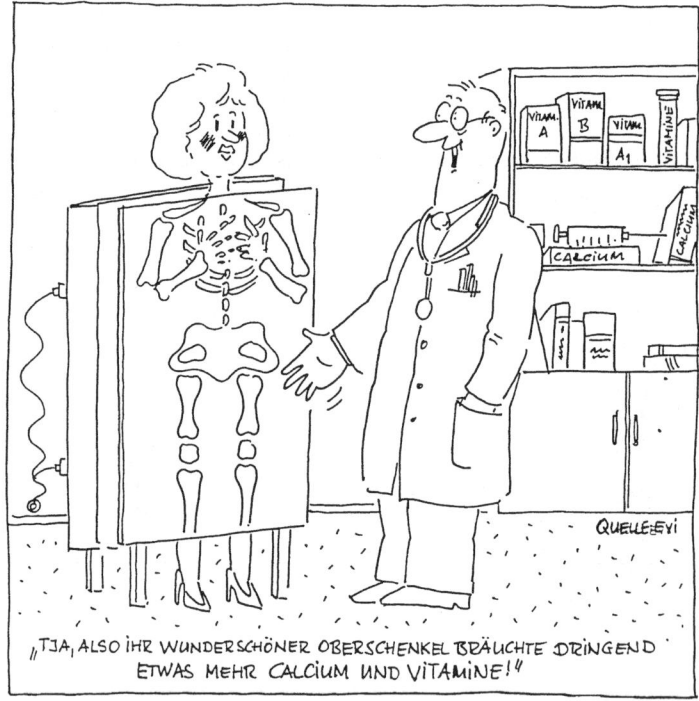

„TJA, ALSO IHR WUNDERSCHÖNER OBERSCHENKEL BRÄUCHTE DRINGEND ETWAS MEHR CALCIUM UND VITAMINE!"

Calcium für stabile Knochen

Calcium ist der mineralische Nährstoff, der unsere Knochen fest macht. Auch die Zähne benötigen dieses Bauelement. Doch ähnlich wie Magnesium ist Calcium vielseitig »begabt«. Es übt weitere wichtige Funktionen im Stoffwechsel von Muskeln und Nerven, bei der Aktivierung von Enzymen und der Blutgerinnung aus. Dem Calcium wird auch eine antiallergische Wirkung zugesprochen. Eine gute Calciumversorgung über Milch und Milchprodukte in jungen Jahren ist der beste Schutz von Osteoporose im Alter. Calcium aus Milch ist für den Körper besonders gut verfügbar, da Milch gleichzeitig Milchzucker enthält. Außerdem stimmt das Calcium-Phosphat-Verhältnis in der Milch. Liegt dieses Verhältnis über 1:1,5, wirkt sich der erhöhte Phosphatgehalt in der Nahrung nachteilig auf die Calciumaufnahme aus. Buttermilch, Joghurt, Kefir, Dickmilch und Käse sind ebenfalls gute Calciumquellen. Zusätzlich tragen grüne Gemüse, Sesam und calciumhaltiges Mineralwasser zur Versorgung bei. Vitamin D fördert den Calciumstoffwechsel. (Siehe auch S. 128.)

Empfohlene Tageszufuhr für Erwachsene: 800 – 1000 mg	
Lebensmittel	**Calcium-Gehalt in mg**
70 g　Emmentaler, 45% Fett i. Tr.	714
70 g　Edamer, 40% Fett i. Tr.	555
200 g　Grünkohl	424
70 g　Camembert, 45% i. Tr.	399
250 ml　Milch, 3,5% Fett	300
200 g　Spinat	252
200 g　Broccoli	210
80 g　Sojabohnen, getrocknet	206
300 g　Weizenvollkornbrot	189
150 g　Joghurt, natur, 1,5% Fett	180
150 g　Speisequark, mager	138
300 g　Roggenvollkornbrot	129

Phosphat (Phosphor) – Energieüberträger und Baustein

So wichtig Phosphat auch in Form der energiereichen Phosphate im Energiestoffwechsel und als Bauelement von Knochen und Zähnen sowie der Phospholipide (Lecithin) ist, ein Mangel kommt so gut wie nie vor. Im Gegenteil müssen wir heute mit einer im Vergleich zur Calciumaufnahme zu hohen Phosphatzufuhr rechnen. Phosphat kommt einerseits von Natur aus fast in allen Lebensmitteln vor und findet andererseits als Zusatzstoff in Lebensmitteln einen weitverbreiteten Einsatz, z. B. in Fleisch- und Wurstwaren, Schmelzkäse und in Erfrischungsgetränken. Die Phosphataufnahme ist heute meistens höher als empfohlen. Es ist also für die Calciumversorgung ungünstig, wenn Jugendliche beispielsweise gegenüber der Milch coffeinhaltige Limonadengetränke vorziehen.

Auch in Spuren hochwirksam (Spurenelemente)

Bei den Spurenelementen unterscheiden wir drei Gruppen: zunächst solche, die als lebensnotwendige Nährstoffe anerkannt sind, und weitere, deren physiologische Funktion noch nicht genau erforscht ist, sowie schließlich die Spurenelemente, die akut oder chronisch giftig sind. Zu den toxischen Spurenelementen zählen Quecksilber, Blei und Cadmium, die als Schadstoffe unsere Lebensmittel belasten. Zu der Gruppe der essentiellen Spurenelemente zählen bekannte wie Eisen und Jod sowie weniger oder sogar fast unbekannte wie Chrom.

Eisen fürs Blut

An erster Stelle der Spurenelemente, was sowohl das mengenmäßige Vorkommen im Körper als auch den Nahrungsbedarf mit 10–15 mg pro Tag betrifft, steht das Eisen. Als Bestandteil des Blutfarbstoffs Hämoglobin ist es unerläßlich für den Sauerstofftransport im Blut und bei der Sauerstoffübertragung im Energiestoffwechsel. Bei Mangel kommt es zu Abgeschlagenheit, Erschöpfung, Anfälligkeit gegenüber Infektionskrankheiten und schließlich zur Anämie (= Blutarmut). Das im Fleisch enthaltene

Eisen kann der Körper am besten ausnutzen. Fleisch verbessert sogar die Verfügbarkeit des Eisens aus dem Gemüse, wenn wir diese Lebensmittel zusammen essen. Vitamin C verbessert ebenfalls die Eisenaufnahme aus pflanzlichen Lebensmitteln, während schwarzer Tee und Kaffee sie verschlechtern. Bei der Diskussion um die Wichtigkeit einer genügend hohen Eisenaufnahme mit der Nahrung darf nicht übersehen werden, daß eine hohe Eisenzufuhr »um jeden Preis« – also auch in Form von Präparaten – durchaus nicht nur Vorteile bringt. So kann (zuviel) Eisen möglicherweise unerwünschte Oxidationsvorgänge im Körper fördern (siehe Seite 104ff.). Sind deshalb normale bis leicht erniedrigte Eisenwerte im Blut und dafür etwas höhere Selen- und Zinkgehalte vielleicht aus gesundheitlicher Sicht sogar vorteilhafter?

Empfohlene Tageszufuhr für männliche Erwachsene: 10 mg Empfehlung für Frauen im gebärfähigen Alter: 15 mg pro Tag	
Lebensmittel/Portion	**Eisen-Gehalt in mg**
120 g Schweineleber	26,5
300 g Roggenvollkornbrot	9,9
200 g Spinat	8,2
80 g Sojabohnen, getrocknet	6,9
300 g Weizenvollkornbrot	6,0
80 g Linsen, getrocknet	5,5
150 g Huhn	2,7
120 g Kalbfleisch, mager	2,5
250 g Kartoffeln	2,5
80 g Naturreis	2,1
40 g Haferflocken	1,8
20 g Weizenkeime	1,6

Zink und Selen für die Abwehrkräfte und den Gesundheitsschutz

Diese beiden erst in den letzten Jahren intensiver erforschten Spurenelemente sind Bestandteile von Enzymen und wichtig für das Immunsystem. Zink spielt darüber hinaus noch eine bedeutende Rolle im Eiweißstoffwechsel und für die Gesunderhaltung der Haut. Selen wirkt als wasserlösliches Antioxidans und unterstützt somit die Wirkung des fettlöslichen Vitamins E. Für die Versorgung mit Zink und Selen kommen Fisch und Fleisch (insbesondere Schweinefleisch) sowie Nahrungspflanzen in Abhängigkeit von Gehalt und Verfügbarkeit der Spurenelemente im Boden in Frage.

Empfohlene Tageszufuhr für Erwachsene: 15 mg Lebensmittel/Portion		Zink-Gehalt in mg
120 g	Kalbsleber	10,1
120 g	Schweineleber	7,1
300 g	Weizenvollkornbrot	6,3
80 g	Linsen, getrocknet	4,0
200 g	Grünkohl	3,8
70 g	Edamer, 45% Fett i. Tr.	3,4
70 g	Emmentaler, 45% Fett i. Tr.	3,2
20 g	Weizenkeime	2,4
70 g	Camembert, 45% Fett i. Tr.	2,2
40 g	Haferflocken	1,8
250 ml	Milch, 3,5% Fett	1,0
30 g	Nüsse	ca. 0,9

Jod für die Schilddrüse und den richtigen Schwung

Jod ist Bestandteil der Schilddrüsenhormone, die den Stoffwechsel ankurbeln und so über unser Aktivitätsniveau mitentscheiden. Zuviel davon macht nervös und hektisch, während ein Zuwenig träge und phlegmatisch werden läßt. Das richtige Maß zur Stoffwechselsteuerung setzt eine tägliche Jodzufuhr von etwa 200 Mikrogramm voraus. Jeder weiß zwar, daß Seefisch und Meeresfrüchte die besten Jodquellen sind. Doch der Fischverzehr hierzulande reicht leider für eine sichere Versorgung nicht aus. Deshalb sind jodiertes Speisesalz und mit Jodsalz hergestelltes Brot ein guter Tip.

Empfohlene Tageszufuhr für Erwachsene: 200 µg	
Lebensmittel/Portion	**Jod-Gehalt in µg**
150 g Schellfisch	365
150 g Seelachs	300
150 g Kabeljau	180
150 g Rotbarsch	149
150 g Makrele	111
150 g Hering	78
2 g Jodsalz	40
250 ml Milch, 3,5% Fett	8
120 g Schweinefleisch, mager	8
60 g Ei	6
100 ml Zitronensaft	5

Weitere lebensnotwendige Spurenelemente

Chrom für den Kohlenhydratstoffwechsel, d. h. die Zuckerverwertung in der Zelle, indem es das Insulin unterstützt,
Kupfer, das im engen Zusammenhang mit dem Eisen- und Sauerstoff-Stoffwechsel steht,
Kobalt, das Bestandteil von Vitamin B12 ist und auch in dieser Form mit der Nahrung aufgenommen wird, sowie
Fluorid, das eine kariesvorbeugende Wirkung hat.

Fazit: Für die Versorgung mit Spurenelementen ist ein ausgewogener Speiseplan mit Fleisch und Fisch unverzichtbar.

Mehrfach ungesättigte Fettsäuren – die dritte Gruppe der essentiellen Nährstoffe

Neben den beiden bekannten Nährstoffgruppen Vitamine und Mineralstoffe spielen die sogenannten mehrfach ungesättigten Fettsäuren eine entscheidende Rolle bei der Stoffwechselregulation und für den Gesundheitsschutz des Körpers. Früher wurden die lebensnotwendigen Fettsäuren vom Typ der Linolsäure und alpha-Linolensäure auch als Vitamin F bezeichnet. Diese Bezeichnung trifft aber heute nicht mehr zu (vgl. Seite 32).

Grundsätzlich unterscheiden wir bei den mehrfach ungesättigten Fettsäuren zwei »Familien«, die sich hinsichtlich Nahrungsvorkommen und Stoffwechselweg sowie -wirkung deutlich voneinander unterscheiden: die sogenannten Omega-6- und Omega-3-Fettsäuren. Nahrungsquellen für die Omega-6-Fettsäuren (cis-Linolsäure und gamma-Linolensäure) sind Pflanzenöle einschließlich diätetischer Nahrungsergänzungspräparate auf der Basis von Nachtkerzenöl, Borretschsamenöl und dem Öl der Schwarzen Johannisbeerkerne. Gute Lieferanten für die Omega-3-Fettsäuren (alpha-Linolensäure und Eicosapentaensäure) sind Salzwasserfische wie Hering, Makrele, Lachs und Sardinen sowie Leinöl und Rüböl.

Die Hauptaufgaben dieser mehrfach ungesättigten Fettsäuren im Stoffwechsel sind:

- Aufbau und Schutz der Zellmembranen,
- Regulierung des Fettstoffwechsels mit vorbeugendem Effekt in bezug auf Cholesterinablagerungen in den Gefäßen (Linolsäure) und zur Verbesserung der Fließfähigkeit des Blutes,
- allgemeine Reglerfunktion im Stoffwechsel als Vorstufen für eine Reihe biologisch hochaktiver Substanzen, die man als Prostaglandine (»hormonähnliche Wirkstoffe«) bezeichnet. Diese körpereigenen, aus den mehrfach ungesättigten Fettsäuren gebildeten hormonähnlichen Stoffwechselregulatoren wirken u. a.,
  - blutdruckregulierend,
  - entzündungshemmend,
  - das Thromboserisiko vermindernd,
  - die gesunde Hautfunktion unterstützend.

Die Kenntnis der Prostaglandinwirkungen und diätetischen Einflußmöglichkeiten auf den Prostaglandinstoffwechsel wird sicherlich die Forschung in der Medizin und in der Ernährungswissenschaft in den nächsten Jahren intensiv beschäftigen.

Mehrfach ungesättigte Fettsäuren vom Typ der alpha- und gamma-Linolensäure sowie der Eicosapentaensäure gewinnen zunehmend Bedeutung als diätetische Nahrungsergänzung zum Ausgleich eines Nahrungsmangels. Als Folge von Mangelerschei-

nungen oder Störungen im Stoffwechsel der mehrfach ungesättigten Fettsäuren werden aufgrund von verschiedenen medizinischen Studien stoffwechselbedingte Ekzeme, Neurodermitis,
Herpes und das prämenstruelle Syndrom diskutiert. Auch im
Schmerzgeschehen spielen Prostaglandine eine wichtige Rolle, so
daß bei Migränepatienten eine diätetische Nährstoffkombination aus mehrfach ungesättigten Fettsäuren, Vitaminen und Mineralstoffen von prophylaktischem (vorbeugendem) Nutzen ist
(vgl. dazu Hamm, M.; Malz, C.: Schach dem Schmerz, humboldt-Taschenbuch 709).

Fettsäuren, Vitamine und Mineralstoffe richtig kombiniert

Die Vitamine B6, Niacin und C sowie Magnesium und Zink
greifen in den Fettsäure-Stoffwechsel ein und sind wichtig für
dessen optimale Funktion. Die Vitamine E und Beta-Carotin
schützen die hochempfindlichen mehrfach ungesättigten Fettsäuren vor Zerstörung durch Sauerstoff. Vitamin B6 wird auch
beim prämenstruellen Syndrom als Nahrungsergänzung gegeben.
Der Mineralstoff Magnesium kann wiederum Spannungen der
Gefäßmuskulatur senken und einer Verkrampfung der Blutgefäße vorbeugen. Nicht zuletzt lohnt sich auch für Rheuma-
patienten der Versuch, mittels Ernährung (viele pflanzliche Lebensmittel ergänzt durch Fisch) und diätetischer Präparate mit
mehrfach ungesättigten Fettsäuren eine Abnahme der entzünd-
lichen Vorgänge zu erreichen. Bei Rheuma ist darüber hinaus
auch die Nutzung des antioxidativen Schutzsystems (Vitamin E,
Vitamin C, Beta-Carotin, Selen und Zink) wichtig.

Fazit: Ergänzen Sie Ihre »Ernährungsgrundlage« aus Gemüse und
Obst um Vitamin-E-reiche Pflanzenöle, 1–2 Seefischmahlzeiten in der
Woche, und wenn eine begleitende diätetische Therapie bei bereits
vorhandenen Stoffwechselstörungen angezeigt ist, um eine entsprechende Nährstoffkombination in Kapselform.

Was sind sekundäre Pflanzenstoffe – und wie wirken sie?

Gemüse und Obst enthalten mehr als nur Vitamine und Mineralstoffe. Sekundäre Pflanzeninhaltsstoffe sind allerdings im Vergleich zu den Vitaminen und Mineralstoffen keine lebensnotwendigen Nährstoffe. Sie entfalten aber vielfältige Schutzwirkungen im Körper. Zu diesen natürlichen Schutzstoffen zählen Farbpigmente wie Carotinoide oder sogenannte Flavonoide – beide kommen in grünem und gelbrotem Gemüse sowie Obst vor – ebenso wie Duft- und Aromastoffe, etwa die scharfen Geschmacksstoffe in Meerrettich, Kresse, Zwiebeln und Senf. Auch in Kräutergewürzen und Tee – insbesondere grünem Tee – liegen Flavonoide vor, die antioxidativ wirken.

Diese sekundären Pflanzenstoffe können das Immunsystem stärken, Entgiftungsenzyme aktivieren, Entzündungen hemmen und – in der Wirkung den Antioxidantien-Vitaminen E, C und Beta-Carotin vergleichbar – vor Krebs schützen. Für Gemüse gilt also der Spruch: Das Ganze ist mehr als die Summe seiner Teile. Dies zeigt das Beispiel der sekundären Pflanzenwirkstoffe und übrigens auch der wichtigen Ballaststoffe im Gemüse. Ganz zu schweigen von der Vielfalt der Aromen, die einem das Wasser im Mund zusammenlaufen lassen. Ohne knackiges Gemüse oder frischen Salat ist eine Mahlzeit nicht komplett.

Fazit: Neben den Antioxidantien Vitamin C, Vitamin E und Beta-Carotin sowie dem Spurenelement Selen schützen auch Flavonoide aus pflanzlichen Lebensmitteln die biologischen Systeme vor aggressiven Sauerstoff-Radikalen. Deshalb sollten Vitamin- und Mineralstoffpräparate kein Alibi für einen insgesamt zu geringen Gemüse- und Obstverzehr sein.

Ballaststoffe –
garantiert nicht überflüssig

Die Zeiten, in denen man bestimmte grobfaserige Nahrungsbestandteile überwiegend pflanzlicher Herkunft (Rohfasern) als unverdaulichen und damit überflüssigen Ballast für den Körper ansah, sind lange vorbei. Trotzdem hat man den Begriff »Ballaststoffe« beibehalten, jedoch erkannt, wie wichtig es ist, täglich genügend davon aufzunehmen. Chemisch-analytisch unterscheidet man zwischen wasserlöslichen und wasserunlöslichen Bestandteilen. Das entspricht der ernährungsphysiologisch funktionalen Einteilung in Quell- und Füllstoffe.

Die wichtigsten nicht löslichen Füllstoffe sind Lignin und Zellulose und bestimmte sogenannte Hemizellulosen. Diese Stoffe dienen als Stütz- und Gerüstelemente für die Pflanzenzellen. Sie wirken im Darm eher mechanisch zur Vergrößerung des Stuhl-Volumens und werden von Darmbakterien so gut wie nicht abgebaut. Zellulose bindet kaum Wasser, auch Lignin wirkt der Wasserbindung entgegen. Die unlöslichen Hemizellulosen hingegen haben ein hohes Wasserbindungsvermögen. Lignin ist auch ein Holzbestandteil und sorgt dafür, daß manche Pflanzenteile besonders hart sind, und zwar um so härter, je älter und reifer ein Gewächs wird. Jeder kennt beispielsweise das Phänomen des »holzigen« Spargels.

Unter die löslichen Quellstoffe fallen
- die meisten Hemizellulosen,
- Pektine, von Natur aus in Obst vorkommend (vor allem in Äpfeln),
- Galactane aus Hafer oder der Guarbohne,
- Algen-Polysaccharide wie Agar-Agar,
- Gummiarabicum aus Akazien.

Zu den wichtigsten Ballaststoffen in der Nahrung zählen Zellulose, Hemizellulose, Lignin und Pektine. Pektine werden als Geliermittel auch isoliert in Lebensmitteln verwendet wie beispielsweise in Marmeladen oder Gummibärchen. Guar, Agar-Agar oder Gummiarabicum werden bei uns vor allem isoliert

als Bindemittel in Salatsoßen, Eiscreme, Süßwaren u. ä. eingesetzt.

Die quellfähigen, löslichen Ballaststoffe verfügen über eine Reihe
positiver Eigenschaften:

■ Sie binden Wasser, und je mehr sie davon binden, desto mehr
vergrößert sich auch das Stuhlvolumen, die Darmpassage wird
beschleunigt, d. h., der Speisebrei bleibt weniger lange im
Darm,

■ sie sind nicht ganz »unverdaulich«, d. h., sie werden zum Teil
durch Darmbakterien abgebaut. Dabei entstehen Stoffwech-
selprodukte, die sich zusätzlich günstig auf eine mühelose Verdauung und Ausscheidung auswirken.

Nicht nur das Wasserbindevermögen der löslichen Quellstoffe,
sondern auch die Fähigkeit der unlöslichen Füllstoffe wie auch
der quellfähigen Stoffe, im Darm befindliche Substanzen aufzunehmen, die dem Organismus möglicherweise schaden könnten,
und für eine raschere Ausscheidung zu sorgen, bedingen, daß
Ballaststoffe mehr als eine wertvolle Verdauungshilfe darstellen.
Sie haben auch Auswirkungen auf den Stoffwechsel. Diese werden in dem Kapitel »Mit Vitaminen und Co. gegen Zivilisationserkrankungen« (s. S. 120f.) eingehender behandelt.

Alle Vollkornprodukte, Cerealien (z. B. Müsli, Haferflocken)
sowie Obst und Gemüse, vor allem Hülsenfrüchte, sind ideale
Ballaststofflieferanten.

Der Bedarf an Vitaminen und Mineralstoffen

Einem Mangel vorbeugen – Empfehlungen für die Vitamin- und Mineralstoffzufuhr

Der Vitamin- und Mineralstoffbedarf eines Menschen ist keine konstante Größe, sondern abhängig von Alter, Gesundheitszustand, persönlichen Leistungen und Beanspruchungen. Die wünschenswerte Zufuhr eines Vitamins oder Mineralstoffs liegt immer über dem Mindestbedarf und berücksichtigt Sicherheitszuschläge. Es handelt sich dabei um Mengen, von denen angenommen wird, daß sie nahezu alle Personen der jeweils angegebenen Gruppe (z. B. Kinder, Erwachsene, Senioren) vor ernährungsbedingten Gesundheitsschäden schützen und die Voraussetzung für volle Leistungsfähigkeit bilden. Die Zufuhrempfehlungen für Vitamine und Mineralstoffe in diesem Kapitel sind auf den gesunden Menschen abgestimmt. Nicht berücksichtigt wird ein veränderter (erhöhter) Bedarf aufgrund von Krankheiten, Arzneimitteleinnahme, Genußmittelkonsum, individuellen Belastungen in Beruf und Freizeit, Leistungssport sowie Schadstoffen aus der Umwelt.

Die in den folgenden Tabellen abgedruckten Nährstoffzufuhrempfehlungen der Deutschen Gesellschaft für Ernährung (1991) dienen im wesentlichen der Planung einer vollwertigen Ernährung des Gesunden und sind eine Orientierungshilfe zur Beurteilung der Nährstoffversorgung verschiedener Bevölkerungsgruppen.
Siehe auch die Tabellen »Empfohlene Tageszufuhr für Erwachsene« in Kapitel 3 und 4 (S. 34 bis S. 51)!

Schätzwerte für eine angemessene Zufuhr

Alter	Kupfer mg/Tag	Mangan mg/Tag	Selen µg/Tag
Säuglinge			
0 bis unter 4 Monate	0,4–0,6	0,3–0,6	5–15
4 bis unter 12 Monate	0,6–0,7	0,6–1,0	5–30
Kinder			
1 bis unter 4 Jahre	0,7–1,0	1,0–1,5	10–50
4 bis unter 7 Jahre	1,0–1,5	1,5–2,0	15–70
7 bis unter 10 Jahre	1,0–2,0	2,0–3,0	15–80
über 10 Jahre	1,5–2,5	2,0–5,0	20–100
Jugendliche und Erwachsene	1,5–3,0	2,0–5,0	20–100

Alter	Chrom µg/Tag	Molybdän µg/Tag	Biotin µg/Tag	Pantothensäure mg/Tag
Säuglinge				
0 bis unter 4 Mon.	10–40	15–30	10	2
4 bis unter 12 Mon.	20–60	20–40	15	3
Kinder				
1 bis unter 4 Jahre	20–80	25–50	20	4
4 bis unter 7 Jahre	30–120	30–75	25	4
7 bis unter 10 Jahre	50–200	50–150	30	5
über 10 Jahre	50–200	75–250	30–100	5
Jugendliche und Erwachsene	50–200	75–250	30–100	6

Tabelle   59

Empfohlene Nährstoffzufuhr pro Tag

Alter	Calcium mg		Magnesium mg		Eisen mg		Jod µg	Zink mg	
	m	w	m	w	m	w[3]		m	w
Säuglinge									
0 bis unter 4 Mon.	500		40		6[4,5]		50	5	
4 bis unter 12 Mon.	500		60		8		80	5	
Kinder									
1 bis unter 4 Jahre	600		80		8		100	7	
4 bis unter 7 Jahre	700		120		8		120	10	
7 bis unter 10 Jahre	800		170		10		140	11	
10 bis unter 13 Jahre	900		230	250	12	15	180	12	
13 bis unter 15 Jahre	1000		310		12	15	200	15	12
Jugendliche und Erwachsene									
15 bis unter 19 Jahre	1200		400	350	12	15	200	15	12
19 bis unter 25 Jahre	1000		350	300	10	15	200	15	12
25 bis unter 51 Jahre	900		350	300	10	15	200	15	12
51 bis unter 65 Jahre	800		350	300	10		180	15	12
65 Jahre und älter	800		350	300	10		180	15	12
Schwangere	1200		300		30		230	15[2]	
Stillende	1300[6]		375		20[6]		260	22	

[1] Ab 4. Monat der Schwangerschaft
[2] g/Tag
[3] Nichtmenstruierende Frauen, die nicht schwanger sind oder stillen: 10 mg
[4] Ausgenommen Unreifgeborene
[5] Ein Eisenbedarf besteht infolge der dem Neugeborenen von der Plazenta als Hb-Eisen mitgegebenen Eisenmenge erst ab dem 4. Monat
[6] Zum Ausgleich der Verluste während der Schwangerschaft

Empfohlene Nährstoffzufuhr pro Tag (Fortsetzung)

Alter	Vit. A mg RÄ[7] m	w	Vit. D µg	Vit. E mg TÄ[8]	Vit. K µg m	w
Säuglinge						
0 bis 4 Monate	0,5		10	3	5	
4 bis unter 12 Monate	0,6		10	4	10	
Kinder						
1 bis unter 4 Jahre	0,6		5	6	15	
4 bis unter 7 Jahre	0,7		5	8	20	
7 bis unter 10 Jahre	0,8		5	9	30	
10 bis unter 13 Jahre	0,9		5	10	40	
13 bis unter 15 Jahre	1,1	1,0	5	12	50	
Jugendliche und Erwachsene						
15 bis unter 19 Jahre	1,1	0,9	5	12	70	60
19 bis unter 25 Jahre	1,0	0,8	5	12	70	60
25 bis unter 51 Jahre	1,0	0,8	5	12	80	65
51 bis unter 65 Jahre	1,0	0,8	5	12	80	65
65 Jahre und älter	1,0	0,8	5	12	80	65
Schwangere		1,1[1]	10[1]	14[1]		65[1]
Stillende		1,8	10	17		65

[7] 1 mg Retinol-Äquivalent = 6 mg all-trans-β-Carotin = 12 mg andere Provitamin A-Carotinoide
= 1,15 mg all-trans-Retinylacetat = 1,83 mg all-trans-Retinylpalmitat

[8] 1 mg RRR-α-Tocopherol-Äquivalent = 1,1 mg RRR-α-Tocopherylacetat
= 2 mg RRR-β-Tocopherol = 4 mg RRR-γ-Tocopherol = 100 mg RRR-δ-Tocopherol
= 3,3 mg RRR-α-Tocotrienol = 1,49 mg all-rac-α-Tocopherylacetat

[9] 1 mg Niacin-Äquivalent = 60 mg Tryptophan

[10] Berechnet auf »Gesamtfolat« (Summe folatwirksamer Verbindungen in üblicher Nahrung)

[11] Folat-Äquivalente bzw. freie Folsäure (Pteroyl-monoglutamat)

[12] Insbesondere zur Erhaltung der Nährstoffdichte

Tabelle 61

Thiamin mg		Riboflavin mg		Niacin mg NÄ[9]		Vit. B6 mg		Folsäure µg		Vit. B12 µg	Vit. C mg
m	w	m	w	m	w	m	w	[10]	[11]		
	0,3		0,3		5		0,3	–	40	0,5	40
	0,4		0,5		6		0,6	80	40	0,8	50
	0,7		0,8		9		0,9	120	60	1,0	55
	1,0		1,1		12		1,2	160	80	1,5	60
	1,1		1,2		13		1,4	200	100	1,8	65
	1,2	1,4	1,3	15	14	1,6	1,5	240	120	2,0	70
4	1,2	1,5	1,4	17	15	1,8	1,6	300	150	3,0	75
6	1,3	1,8	1,7	20	16	2,1	1,8	300	150	3,0	75
4	1,2	1,7	1,5	18	15	1,8	1,6	300	150	3,0	75
3	1,1	1,7	1,5	18	15	1,8	1,6	300	150	3,0	75
3	1,1	1,7	1,5	18	15	1,8	1,6	300	150	3,0	75
3	1,1	1,7	1,5	18	15	1,8	1,6	300	150	3,0	75
	1,5[1]		1,8[1]		17[1]		2,6[1]	600	300	3,5[12]	100[1]
	1,7		2,3		20		2,2	450	225	4,0	125

Antioxidative Vitamine: Mehr als nur Mangelverhütung

Müssen wir bei zukünftigen Vitaminzufuhrempfehlungen umdenken?

Von einer zusätzlichen Vitamingabe, z. B. Kapseln, versprach sich mancher eine Leistungssteigerung und vermehrte Vitalität. Heute gewinnt eine andere Eigenschaft der Vitamine an Bedeutung. Die Wirkung der Vitamine als Schutznährstoffe gegen Umweltgifte, Herz-Kreislauf-Erkrankungen und Krebs ist gegenwärtig in aller Munde. Für einen wirksamen Schutz gegen die Entwicklung von Erkrankungen, bei denen freie Radikale (siehe Seite 104) eine Rolle spielen, reichen die Vitaminmengen, die zur Mangelverhütung empfohlen werden, vermutlich nicht aus. Obwohl die empfehlenswerten Zufuhrmengen für Vitamine heute schon gut bemessen sind, legen verschiedene wissenschaftliche Veröffentlichungen nahe, daß die optimale Zufuhr höher liege als die bisher veröffentlichten Werte (siehe Seite 58ff.). Wir sprechen in diesem Fall von einer *optimalen Schutznährstoffzufuhr zur Vorbeugung* von Krebserkrankungen, Herz-Kreislauf-Erkrankungen und vorzeitigen Alterungsvorgängen. Dieser Bereich der Vitaminzufuhr kann auch als präventive Empfehlung bezeichnet werden. Aus den gegenwärtig verfügbaren Beobachtungsdaten lassen sich die folgenden Empfehlungen ableiten.

Schützende Mengen der antioxidativen Vitamine und von Selen

Vitamin C	100–150 mg	Vitamin E	50–100 mg
Beta-Carotin	5– 15 mg	Selen	50–100 µg

Die beste und sicherste Grundlage für eine ausreichende Vitaminzufuhr zur Mangelverhütung ist nach wie vor eine abwechslungsreiche, ausgewogene Ernährung. Auch die optimale Schutznährstoffzufuhr von Vitamin C kann durch vermehrten Verzehr von Obst, Salat und Gemüse problemlos erreicht werden. Die höheren Zufuhrempfehlungen bei Beta-Carotin, Vitamin E und Selen machen allerdings Nahrungsergänzungsprodukte (z. B. Kapseln) erforderlich.

Obst und Gemüse: Vitamine und mehr

Wir empfehlen in erster Linie, mehr Obst, Salat und Gemüse zu essen. Einerseits sind nach derzeitigem Erkenntnisstand die genannten hohen Zufuhrempfehlungen noch nicht endgültig und übereinstimmend gesichert. Andererseits enthalten Obst und Gemüse neben den antioxidativen Vitaminen zusätzliche Schutzfaktoren für die Gesundheit (siehe S. 54). Nicht zuletzt ist ein frischer Salat, mit einem wertvollen Pflanzenöl (Keimöl, Olivenöl) angemacht, die schmackhafteste Art der Schutznährstoffzufuhr. Probieren Sie einmal folgende Rezepte für Rohkostgerichte aus, die reich an antioxidativen Schutznährstoffen sind.

Möhrenmix mit Sanddorndicksaft und Sonnenblumenkernen

Für 4 Personen

2 EL Sonnenblumenkerne
250 g Möhren
50 ml Sanddorndicksaft mit Honig gesüßt
150 ml Milch

Sonnenblumenkerne in einer Pfanne ohne Fett anrösten. Möhren schälen und mit etwas Milch im Mixer pürieren. Mit Milch und Sanddorndicksaft auffüllen und verrühren. In 4 Gläser füllen und jeweils mit einem halben Eßlöffel Sonnenblumenkerne bestreuen.

Spinatsalat mit Roten Beten, Äpfeln und Mandeln
(copyright: Falken-Verlag, Das große Falken-Vitaminkochbuch für Genießer, 1993, S. 152)

Zubereitungszeit: ca. 30 Minuten

Für 2 Personen

Für die Vinaigrette:
2 Schalotten (ca. 20 g)
1/8 l Karottensaft
1 EL Balsamessig (Aceto Balsamico)
3 EL Walnußöl

1 Prise Meer- oder Jodsalz
weißer und rosa Pfeffer aus der Mühle

Für den Salat:
300 g frischer Blattspinat
200 g kleine Rote Bete, bereits gekocht
1 Apfel (ca. 125 g)
20 g Mandelsplitter

1. Die Schalotten schälen, fein hacken und zusammen mit dem Karottensaft im Mixer pürieren. Essig und Öl dazugeben, alles nochmals mixen und mit Salz und Pfeffer abschmecken.
2. Den Spinat waschen, die Stiele abschneiden.
3. Von den Roten Beten die Haut abziehen und die Knollen in feine Streifen schneiden.
4. Den Apfel schälen, vierteln, entkernen und in feine Streifen schneiden.
5. Die Spinatblätter und die Hälfte der Marinade mischen. Den Salat auf zwei Tellern anrichten. Die restliche Marinade, die Apfelstreifen und die Roten Beten mischen und auf dem Spinat anrichten. Die Mandeln in einer Pfanne rösten und über den Salat streuen. Dazu paßt Vollkornbrot.

Unser Tip:
Gekochte Rote Bete gibt es abgepackt im Handel. Sie können die Knollen jedoch auch selbst garen, das dauert dann je nach Knollengröße zwischen 30 und 50 Minuten. Im Schnellkochtopf läßt sich die Garzeit auf etwa ein Drittel reduzieren.

312 kcal • 1301 kJ • 9 g E •21 g F • 17 g KH

Vitamine/Mineralstoffe:
Eine reiche Quelle für die drei Schutzvitamine A, E und C sowie für pflanzliches Eisen in gut verwertbarer Kombination. Hauptlieferanten sind der Spinat, die Roten Beten, das Walnußöl und die Mandeln.

Bedarfsdeckung:
Vitamin E (39,2 mg, 302%),Vitamin C (111 mg, 104%), Vitamin A (1,2 mg, 103%), Eisen (7,1 mg, 55%)

Vitamin- und Mineralstoffzufuhrempfehlungen im theurapeutischen Bereich

Über den physiologischen und präventiven Zufuhrbereich hinaus werden Vitamine jedoch auch in sehr viel höheren Dosierungen, sogenannte Megadosen, verabreicht. Bekannt ist der hochdosierte Einsatz von Vitamin C, wobei die Nährstoffzufuhrempfehlung von 75 mg und auch die präventive Schutzzufuhr von 100–150 mg weit überschritten wird. So empfehlen Anhänger der orthomolekularen Medizin Vitamin C im Grammbereich, das heißt Mengen von 3–15 Gramm!

Die orthomolekulare Medizin befaßt sich mit der Heilwirkung von Nährstoffen. Krankheiten sollen mit Nährstoffen (= »körpereigene« Arzneimittel) beseitigt werden. Der Bedarf an Nährstoffen, welcher für die Erhaltung der Gesundheit nötig ist, kann von Mensch zu Mensch sehr unterschiedlich sein (biochemische Individualität). Die orthomolekulare Medizin berücksichtigt diesen unterschiedlichen Bedarf und benutzt Nährstoffe wie Vitamine, Mineralstoffe, Aminosäuren und Fettsäuren in Form von Nährstoffsupplementen (Burgerstein, 1985). Aber auch in der orthomolekularen Medizin gilt die Sorge um eine möglichst vollwertige Ernährung als erste Maßnahme. Zusätzlich erfolgt die Verordnung von Nährstoffpräparaten.

Vitamine haben anerkanntermaßen in hohen Dosen pharmakologische = therapeutische Wirkungen, die bei bestimmten Indikationen (z. B. Vitamin A bei Hauterkrankungen) gezielt genutzt werden können. Eine derartige Therapie sollte aber vom Arzt verordnet und überwacht werden.

Kann ein Zuviel auch schaden?

Während die Verabreichung von Vitaminen und Mineralstoffen im physiologischen und präventiven Bereich gesundheitlich sicher ist, muß im therapeutischen und Megadosierungsbereich mit Überdosierungserscheinungen insbesondere bei den Vitaminen A, D und B_6 sowie Niacin gerechnet werden.

Vitaminzufuhrempfehlungen im physiologischen, präventiven und therapeutischen Bereich auf einen Blick

Vitamin	Funktion	DGE-Empfehlungen[1]	
		m	w
A°	Sehvorgang, Aufbau von Haut und Schleimhaut	1,0–1,1 mg	0,8–0,9 m
β-Carotin	Provitamin A Antioxidans	6,0–6,6 mg	4,8–5,4 m
D°	Calcium-/Phosphatstoff-wechsel, Mineralisierung der Knochen und Zähne (*1 μg Ergocalciferol oder Cholecalciferol = 40 I. E.)	200 I. E.*	200 I. E.*
E	Antioxidans (schützt ungesättigte Fettsäuren vor der Oxidation) (statt mg auch gebräuchlich I. E. = Internationale Einheiten/ I. U. = International Units; 1 mg Vitamin E [d,l-α-Toco-pherolacetat] ⇔ 1 I. E./I. U. Die DGE-Empfehlungen bezie-hen sich auf sog. Tocopherol-Äquivalente. 1 mg Tocopheroläquivalente ⇔ 1,49 mg d, l-α-Tocopherol-acetat ⇔ 1,49 I. E./I. U.)	12 mg (12 mg Toco-pheroläquiva-lente ⇔ 17,88 mg, d, l-α-Tocophe-rolacetat ⇔ 17,88 I. E./ I. U.)	12 mg
K°	Blutgerinnung	70–80 μg	60–65 μg
B$_1$	Kohlenhydratstoffwechsel (Nervensystem)	1,3–1,6 mg	1,1–1,3 m
B$_2$	Eiweiß- und Kohlenhydratstoff-wechsel	1,7–1,8 mg	1,5–1,7 m
B$_6$	Eiweißstoffwechsel und Nervensystem	1,8–2,1 mg	1,6–1,8 m

Tabelle   67

Mangel- rophylaxe[2]	präventive Dosis (Krebs-, KHK- Prophylaxe)[3]	therapeutische Dosis[4]	Sicherheits- bereich[5]
,5–3,0 mg		1,5–45 mg RÄ*	++
)	15–20 mg	25 mg	(++++)
00–600 I. E.*		500–1000 I. E.* (in best. Fällen, z. B. bei Hyperparathyreoid- ismus, 10 000– 200 000 I. E.)	+
–35 mg	60–100 mg	35–600 mg	++++
–5 µg		1–10 mg	++
–4 mg		3–500 mg	+++
–5 mg		3–15 mg	++++
,5–6 mg		10–100 mg	+++

Vitaminzufuhrempfehlungen (Fortsetzung)

Vitamin	Funktion	DGE-Empfehlungen[1]	
		m	w
B[12]	Intrinsic-Faktor Bildung roter Blutkörperchen	3 µg	3 µg
Biotin	Synthese von Kohlenhydraten	30–100 µg	30–100 µg
Folsäure	Zellteilung und -neubildung	150 µg	150 µg
Niacin	Coenzym für am Energieumsatz beteiligte Enzyme in den Zellen, Herzfunktion und ZNS	18–20 µg	15–16 µg
Panto-thensäure	Abbau von Fetten, Kohlen-hydraten und Aminosäuren, Auf-bau von Fettsäuren und best. Hormonen	6 mg	6 mg
C	Eisenaufnahme, Bildung von Bindegewebe und Knochen, Ab-wehrkräfte, Antioxidans	75 mg	75 mg

nach: evi aktuell, 1/1994, S. 8–9

[1] Angaben (für Jugendliche ab 15 Jahren und Erwachsene) gem. Empfehlungen für die Nährstoffzufuhr, Deutsche Gesellschaft für Ernährung, 1991, Umschau Verlag
[2] Gaßmann, B.: Vitamine in der ärztlichen Praxis, 1992
[3] Diplock AT: Optimale Aufnahme von antioxidativen Vitaminen und Carotinoiden, Vitaminspur 1993, 8: 11–17
[4] Rote Liste 1993
[5] Marks J.: The Vitamins – Their Role in Medical Practice, 1985, MTP Press Ltd.: + bis zur 10fachen, ++ bis zur 10–50fachen, +++ bis zur 50–100fachen, ++++ mindestens bis zur 100fachen Menge der DGE-Empfehlungen.
[°] Diese Vitamine dürfen als Zusatz nur in Arzneimitteln und bestimmten Lebensmitteln verwendet werden.
[a] Ein β-Carotin-Mangel ist in der Literatur bisher noch nicht beschrieben worden.

Tabelle   69

Mangel-prophylaxe[2]	präventive Dosis (Krebs-, KHK-Prophylaxe)[3]	therapeutische Dosis[4]	Sicherheits-bereich[5]
2–10 µg		0,15–5 mg	++++
0,1–0,3 mg		0,3–2,5 mg	++++
0,1–0,5 mg		1–5 mg	++++
10–25 mg		20–200 mg	+++
3–18 mg		2,5–25 mg	++++
50–150 mg	100–150 mg	100–500 mg	++++

Statt 3000 – 5000 Internationale Einheiten (I. E.) von Vitamin A werden in Einzelfällen 60 000 – 100 000 I. E. eingenommen. Bei Langzeiteinnahme können Kopfschmerzen, Hautveränderungen, Haarausfall, Erbrechen, Lebervergrößerung und schmerzhafte Skelettveränderungen auftreten. Bei Erwachsenen sollten Tagesdosen von 5 mg (15 000 I. E.) nur aufgrund einer ärztlichen Verordnung über längere Zeit gegeben werden. Das Provitamin A (Beta-Carotin) kann allerdings keine Hypervitaminose auslösen.

Auch beim fettlöslichen Vitamin D sind Überdosierungserscheinungen bekannt. Kalkablagerungen in den Organen und bleibende Nierenschäden können die Folge sein. Überdosierungserscheinungen beim Erwachsenen werden bei chronisch verabfolgten Dosen von mehr als 500 µg täglich beobachtet. Lange Zeit hatte man angenommen, daß Überdosierungserscheinungen nur bei den fettlöslichen Vitaminen auftreten könnten. Durch die Verfügbarkeit sehr hoher Einzeldosen (Megadosen) bei den wasserlöslichen Vitaminen des B-Komplexes und Vitamin C muß aber auch bei diesen bislang als harmlos geltenden Vitaminfaktoren mit Nebenwirkungen (und nicht nur mit einer vermehrten Harnausscheidung der über den Bedarf zugeführten Vitamine) gerechnet werden. Megadosen bedeuten in diesem Zusammenhang mehrere Tausend mg Vitamin C statt 100 mg oder mehrere Hundert mg einzelner B-Vitamine statt weniger. So können Megadosen an B-Vitaminen bei Langzeitverabreichung Juckreiz, Empfindungsstörungen der Haut, allergische Symptome bis zu Akneerscheinungen verursachen. Insbesondere sollten die Vitamine B6 und Niacin auf Dauer nicht zu hoch dosiert werden. In extremer Einzeldosierung löst Vitamin C kurzdauernde Durchfälle aus. Bei Neigung zur Harnsteinbildung sollte eine hochdosierte Vitamin-C-Zufuhr vermieden werden.

Bekommen wir genug Vitamine und Mineralstoffe?

Wie gut wir mit Vitaminen und Mineralstoffen versorgt sind, hängt natürlich von unserer Lebens- und Ernährungsweise ab. Bei einer vollwertigen Ernährung muß man sich keine Gedanken um seine Vitamin- und Mineralstoffversorgung machen. So heißt es in den Empfehlungen der Wissenschaftler. Doch wie sieht es in der Praxis aus? Oft fallen die guten Vorsätze den persönlichen Lebens- und Ernährungsgewohnheiten zum Opfer. Auch können individuelle Belastungen und Anforderungen (intensiver Sport, Schwangerschaft und Stillzeit, Streß oder übermäßiger Alkoholkonsum und Zigarettenrauchen) den Bedarf an bestimmten Nährstoffen erhöhen.

Die folgende Übersicht zeigt den Zusammenhang zwischen Lebens- und Ernährungsweise und möglichen Mangelsituationen.

Lebens- und Ernährungsgewohnheiten	Möglicher Nährstoffmangel
wenig frisches Obst	Vitamin C, Kalium
wenig Salat und Gemüse	Vitamin C, Beta-Carotin, Magnesium, Folsäure, Kalium
wenig Kohlenhydrate	B-Vitamine, Magnesium, Ballaststoffe
wenig Milch und Milchprodukte	Calcium, Vitamin B_2
wenig Fisch	Jod, Vitamin B_2, Vitamin D
wenig Fleisch	B-Vitamine, Eisen, Zink, Selen
streng vegetarische Kost (ohne tierische Lebensmittel)	Calcium, Eisen, Zink, Vitamin B_{12}, Selen
Zigarettenrauchen	Vitamin C, Beta-Carotin, Vitamin E, Selen
häufig/regelmäßig Alkohol	Magnesium, B-Vitamine
viel schwarzer Tee/Kaffee	Eisen
häufig Schlankheitsdiäten	alle Vitamine und Mineralstoffe

Lebens- und Ernährungsgewohnheiten	Möglicher Nährstoffmangel
Schwangerschaft/Stillen	B-Vitamine, Calcium, Eisen
Leistungssport	Magnesium, Zink, Eisen, Chrom, B-Vitamine, Antioxidantien
Medikamente	vielseitige Wechselwirkungen mit Vitaminen und Mineralstoffen möglich (siehe Seite 99ff.)

Aber testen Sie selbst! Sind Sie ausreichend mit Vitaminen und Mineralstoffen versorgt? Anhand der nachfolgenden Fragen können Sie relativ einfach prüfen, ob Sie genügend Vitamine und Mineralstoffe aufnehmen, auf welche Sie aufgrund persönlicher Gegebenheiten besonders achten müssen oder ob bereits Mangelerscheinungen vorliegen.

Bedenken Sie aber, daß alle Symptome, die auf einen Vitamin- oder Mineralstoffmangel hinweisen, auch Anzeichen für eine akute oder chronische Erkrankung sein können. Dieser Test ersetzt deshalb nicht das Gespräch mit einem Arzt oder eine entsprechende Untersuchung.

Die Fragen decken aber Zusammenhänge zwischen falschen Eßgewohnheiten und Befindensstörungen sowie eventuell bereits vorhandenen Mangelerscheinungen auf. Außerdem wird deutlich, daß Verzehrsgewohnheiten, Lebensweise und Erkrankungen sowie Medikamente die Versorgung und den Bedarf an Vitaminen und Mineralstoffen beeinflussen können. Die Beantwortung der Fragen hat zugleich einen Lerneffekt. Jedes »Ja« weist darauf hin, daß Ihr persönlicher Nährstoffbedarf erhöht oder Ihre Nährstoffversorgung gefährdet sein kann.

Ihr persönlicher Vitamin-Check

Test zur Vitamin-C-Versorgung

	Ja	Nein
Sind Sie häufig erkältet und bei jeder Grippewelle mit dabei?		
Rauchen Sie mehr als 5 Zigaretten pro Tag?		
Nehmen Sie häufig Medikamente mit Acetylsalicyl-säure (Schmerzmittel) ein?		
Essen Sie selten frisches Obst?		
Essen Sie wenig Rohkostsalate?		
Trinken Sie wenig Fruchtsäfte?		
Essen Sie häufig in der Kantine?		
Essen Sie häufig warmgehaltene oder wieder-aufgewärmte Speisen?		
Kochen Sie Gemüse und Kartoffeln in reichlich Wasser?		

Wenn Sie fast alle Fragen mit »Nein« beantwortet haben, dürfte Ihr Vitamin-C-Haushalt in Ordnung sein.

Test zur Versorgung mit der Vitamin-B-Gruppe

	Ja	Nein
Fühlen Sie sich häufig schlapp und ohne Energie?		
Sind Sie nervös und leicht reizbar?		
Stehen Sie permanent unter Streß?		
Haben Sie Probleme mit der Haut, z. B. trockene Haut, eingerissene Mundwinkel?		
Trinken Sie regelmäßig alkoholische Getränke?		
Machen Sie häufig Schlankheitsdiäten?		
Essen Sie selten Vollkornprodukte?		
Sind Sie strenger Vegetarier?		
Verzichten Sie auf Fleisch?		
Meiden Sie Innereien?		
Nehmen Sie regelmäßig Medikamente?		
Sind Sie schwanger, oder stillen Sie gerade?		

Wenn Sie fast alle Fragen mit »Nein« beantworten können, sollte Ihre Versorgung mit den verschiedenen Vitaminen der B-Gruppe in Ordnung sein.

Test zur Versorgung mit Beta-Carotin (Provitamin A)

	Ja	Nein
Rauchen Sie regelmäßig?		
Sonnen Sie sich häufig?		
Essen Sie wenig gelbrote und grüne Gemüse?		
Trinken Sie wenig Gemüsesäfte?		
Verzehren Sie selten Obst wie Beerenfrüchte, Aprikosen, Pfirsiche, Mango, Papaya?		
Trinken Sie regelmäßig alkoholische Getränke?		

Wenn Sie fast alle Fragen mit »Nein« beantwortet haben, dürfte Ihre Versorgung mit Beta-Carotin kein Problem sein.

Test zur Versorgung mit Vitamin A

	Ja	Nein
Leiden Sie unter Nachtblindheit?		
Fahren Sie häufig nachts Auto?		
Arbeiten Sie viel am Bildschirm?		
Ist Ihre Haut trocken und schuppig?		
Leiden Sie unter erhöhter Infektanfälligkeit?		
Bevorzugen Sie nur Magermilchprodukte?		
Meiden Sie Innereien?		
Haben Sie beim Beta-Carotin-(Provitamin A)Test schlecht abgeschnitten?		

Wenn Sie möglichst oft mit »Nein« antworten konnten, dürfte Ihr Vitamin-A-Haushalt in Ordnung sein.

Test zur Vitamin-D-Versorgung

	Ja	Nein
Leiden Sie unter Osteoporose?		
Sind Sie strenger Vegetarier?		
Essen Sie selten Fisch?		
Essen Sie keine Pilze?		
Verzichten Sie auf Butter und/oder Margarine?		

Wenn Sie fast überall mit »Nein« antworten konnten, dürfte Vitamin D für Sie nicht kritisch sein.

Test zur Vitamin-E-Versorgung

	Ja	Nein
Leiden Sie unter Durchblutungsstörungen?		
Haben Sie ein schwaches Bindegewebe?		
Neigen Sie bei Verletzungen zu unschöner Narben-bildung?		
Nehmen Sie häufig Sonnenbäder?		
Sind Sie vermehrt Umweltbelastungen, z. B. Smog oder Autoabgasen, ausgesetzt?		
Rauchen Sie regelmäßig?		
Verwenden Sie selten hochwertige Pflanzenöle (kaltgepreßte Öle, Keimöle, Diätöle)?		
Essen Sie wenig Pflanzenmargarine?		
Verzehren Sie wenig Vollkornprodukte?		
Essen Sie fast nie Nüsse, Sesam oder Sonnen-blumenkerne?		
Machen Sie strenge und extrem fettarme Schlank-heitsdiäten?		
Sind Sie sportlich sehr aktiv?		

Wenn Sie fast alle Fragen mit »Nein« beantwortet haben, sollte Ihr Vitamin-E-Haushalt in Ordnung sein.

Ihr persönlicher Mineralstoff-Check

Test zur Calcium-Versorgung

	Ja	Nein
Leiden Sie unter Osteoporose?		
Neigen Sie zu Allergien, z. B. Sonnenallergie?		
Müssen Sie regelmäßig Kortisonpräparate einnehmen?		
Haben Sie öfter Krämpfe?		
Sind Sie gerade schwanger, oder stillen Sie Ihr Baby?		
Vertragen Sie keine Milch und Milchprodukte?		
Sind Sie strenger Vegetarier?		
Machen Sie häufig Schlankheitsdiäten?		
Trinken Sie weniger als ¼ Liter Milch oder Sauermilch am Tag?		
Essen Sie wenig Milchprodukte wie Käse, Quark und Joghurt?		
Trinken Sie täglich Colagetränke?		
Essen Sie viel Wurst und Fleisch?		
Essen Sie wenig grünes Gemüse?		

Wenn Sie fast immer mit »Nein« antworten konnten, dürfte Ihr Calcium-Haushalt in Ordnung sein.

Test zur Eisen-Versorgung

	Ja	Nein
Fühlen Sie sich häufig abgeschlagen und müde?		
Leiden Sie unter erhöhter Infektanfälligkeit?		
Haben Sie in letzter Zeit Veränderungen an Haut, Haaren und Nägeln festgestellt, z. B. untypische Blässe, rauhe Haut, brüchige Haare, Rillen oder löffelartige Vertiefungen in den Fingernägeln?		
Haben Sie in letzter Zeit größere Mengen Blut verloren, z. B. durch Unfälle oder Blutspenden?		
Haben Sie eine starke monatliche Regelblutung?		
Sind Sie schwanger?		
Treiben Sie Leistungssport?		
Machen Sie häufig Schlankheitsdiäten?		
Verzichten Sie auf Fleisch?		
Trinken Sie mehr als 3 Tassen schwarzen Tee oder Kaffee am Tag?		
Essen Sie wenig Gemüse?		
Haben Sie beim Vitamin-C-Test schlecht abgeschnitten?		

Je öfter Sie »Nein« ankreuzen konnten, desto weniger problematisch dürfte Ihre Eisenversorgung sein.

Test zur Kalium-Versorgung

	Ja	Nein
Leiden Sie unter Muskelschwäche?		
Ist Ihr Blutdruck zu hoch?		
Neigen Sie zu Wasseransammlungen in den Geweben (Ödeme)?		
Leiden Sie unter Darmträgheit und Verstopfung?		
Nehmen Sie regelmäßig Abführ- und/oder Entwässerungsmittel?		
Trinken Sie regelmäßig und viel akoholische Getränke?		
Sind Sie sportlich sehr aktiv?		
Essen Sie wenig frisches Obst?		
Essen Sie selten Trockenfrüchte?		
Kommen bei Ihnen Salat und Gemüse selten oder nur in kleinen Portionen auf den Tisch?		
Essen Sie wenig Kartoffeln?		
Essen Sie wenig Reis?		
Lassen Sie Kartoffeln und Gemüse beim Vorbereiten lange im Wasser liegen, und/oder kochen Sie diese Lebensmittel in reichlich Wasser?		
Trinken Sie wenig Frucht- oder Gemüsesaft?		
Verwenden Sie reichlich Kochsalz in der Küche und bei Tisch?		

Falls Sie fast alle Fragen mit »Nein« beantwortet haben, dürfte Ihr Kalium-Haushalt in Ordnung sein.

Test zur Magnesium-Versorgung

	Ja	Nein
Neigen Sie zu Krämpfen, z. B. nächtlichen Waden-krämpfen?		
Haben Sie beim Sport öfter Muskelkrämpfe?		
Spüren Sie häufig Verspannungen, z. B. im Nacken-bereich?		
Haben Sie ab und zu ein Taubheitsgefühl, z. B. in den Händen?		
Leiden Sie unter Herzschmerzen, Herzjagen oder Herz-Rhythmus-Störungen?		
Haben Sie viel Streß?		
Trinken Sie regelmäßig alkoholische Getränke?		
Nehmen Sie regelmäßig Abführmittel?		
Machen Sie häufig Schlankheitsdiäten?		
Treiben Sie viel Sport?		
Essen Sie lieber Weißbrot und Weißmehlprodukte als Vollkornerzeugnisse?		
Essen Sie wenig Salat und grünes Gemüse?		
Lassen Sie Kartoffeln und Gemüse beim Putzen und Vorbereiten lange im Wasser liegen, und/oder kochen Sie diese Lebensmittel in reichlich Wasser?		
Trinken Sie Mineralwasser, ohne auf dessen Magnesiumgehalt zu achten?		

Wenn Sie möglichst oft mit »Nein« antworten konnten, dürfte Ihre Magnesium-Versorgung keine Probleme machen.

Wie entwickelt und äußert sich ein Vitamin- und Mineralstoffmangel?

Man sagt, daß ein Mensch 30 Tage ohne feste Nahrung, aber nicht drei Tage ohne Wasser und nicht drei Minuten ohne Sauerstoff leben könne. Damit wird die Bedeutung der drei Lebens-«Mittel» Nahrungsenergie, Wasser und Sauerstoff ersichtlich. Ein Vitaminmangel kommt schleichend. Zunächst leeren sich die körpereigenen Vitaminspeicher. Die Reserven im Bereich der fettlöslichen Vitamine A, D und E reichen lange (Wochen bis Monate), bei Vitamin B_{12} sogar sehr lange (3–5 Jahre). Die Speicherfähigkeit für andere wasserlösliche Vitamine ist geringer (Wochen bis wenige Tage) und bei Vitamin C, Niacin und Vitamin B_1 am gerinsten. Es heißt zwar »täglich Vitamine« – auch die Zufuhrempfehlungen für Vitamine sind darauf abgestellt –, in der Praxis genügt es aber, daß der wöchentliche Durchschnitt stimmt.

Sind die Speicher erschöpft, sinkt der Vitamingehalt im Blut, und die Vitamine können ihre Aufgaben als Steuer- und Reglersubstanzen im Stoffwechsel nicht mehr voll erfüllen. Dem Frühstadium des Vitaminmangels folgen zunächst unspezifische Symptome (Befindensstörungen, Abgeschlagenheit, Infektanfälligkeit), später spezifische Mangelsymptome, die zu echten Mangelerkrankungen werden, z. B. Rachitis bei Vitamin-D-Mangel und Beri-Beri bei Vitamin-B_1-Mangel im Verbund mit weiteren Nährstoffdefiziten. Klassische Mangelsymptome wie z. B. Skorbut, die sogenannte Avitaminose bei Vitamin-C-Mangel, sind jedoch sehr selten. Bei der Avitaminose fehlt ein Vitamin, oder es kommt in der Ernährung nur in völlig unzureichender Menge vor.

Wir haben heute dagegen weniger mit ausgeprägten Mangelsituationen zu tun, sondern viel häufiger ist der Bedarf an einzelnen Vitaminen nicht ausreichend gedeckt. Diese Engpässe in der Vitaminversorgung können durch eine einseitige Nahrungswahl sowie als Folge von Nährstoffverlusten durch die Be- und Verarbeitung von Lebensmitteln auftreten. Sie äußern sich in Form sogenannter Hypovitaminosen (hypo = unter, im Sinne von zu-

wenig). Es handelt sich zunächst um unspezifische Erscheinungs-
bilder wie Befindensstörungen, z. B. allgemeine Abgeschlagenheit, Müdigkeit oder Konzentrationsschwäche, also um ein Stadium zwischen Gesundheit und Vitaminmangelkrankheit. Man
ist meist anfälliger gegenüber sogenannten Erkältungskrankhei-
ten. Wenn Sie also häufig müde, gereizt, nervös und erkältet sind,
sollte dies ein Anlaß zur Überprüfung Ihres wöchentlichen Speiseplans sein.

> **Übrigens:** Ein Vitaminmangel kommt selten allein! Wer zuwenig Vit-
> amine aufnimmt, leidet häufig auch an einem Mineralstoffmangel, da
> diese essentiellen Nährstoffe meistens gemeinsam in Lebensmitteln
> (Gemüse, Obst, Vollkornprodukte, Milch, Fleisch) vorkommen.

Haut, Haare und Nägel – Indikatoren für einen Vitamin- und Mineralstoffmangel

Besteht ein entsprechendes Nährstoffdefizit, kommt es zu typischen Hauterscheinungen wie kleinen Rissen an den Mund-
winkeln – sogenannten Rhagaden – bei Vitamin-B_2-Mangel oder
seborrhoischen Erscheinungen bei Mangel an Biotin, Vitamin B_2
und B_6 (Seborrhö = krankhaft gesteigerter Talgfluß). Ein Vitamin-
A-Mangel führt zu verstarkter Verhornung der Haut. Zinkman-
gel hat eine Verzögerung der Wundheilung oder Haarausfall zur
Folge und ebenso – wie Eisenmangel – Veränderungen an den
Fingernägeln. Ein Calciummangel kann sich ebenfalls negativ
auf Haut, Haare und Nägel auswirken. Auch Aminosäuren und
Fettsäuren sind für eine gesunde Haut wichtig. Leider stellt sich
der Mangel an »Schönheitsnährstoffen« oft als Begleiterscheinung von Schlankheitsdiäten ein. Folgende Mangelsymptome
können auf ein Defizit an Mineralstoffen oder Vitaminen hinweisen:

- zu starke Verhornung (Vitamine A, Niacin),
- übermäßig trockene Haut (Vitamin A, E, Biotin),
- sehr schuppige Haut (Vitamin A, E, B_2, B_{12}, Biotin),
- fehlende Talg- und Schweißdrüsenabsonderungen (Vitamin A, Biotin),
- Akne vulgaris/Neigung zu Akne (Vitamin A, B_2, B_6),
- Ekzeme (Vitamin D, Calcium),

- Schuppenflechte (Vitamin D, Folsäure),
- fleckige Rötungen (Vitamin B_2, Niacin, Pantothensäure),
- Seborrhö (Vitamine B_2, B_{12}, Biotin),
- Hautentzündungen (Vitamin C, B_6, B_{12}, Pantothensäure, Eisen),
- erweiterte, rote Äderchen (Vitamin B_{12}),
- grau-fahle Hautverfärbung, blasse Haut (Biotin, Calcium, Eisen),
- Fischschuppenkrankheit (Biotin),
- Hautrisse, rauhe Haut (Niacin, Pantothensäure, Magnesium),
- mangelnde Hautelastizität (Eisen, Kupfer),
- Pigmentstörungen (Kupfer),
- Rhagaden (Vitamin B_2, Magnesium, Eisen),
- Entzündungen an Lippen/Lippenschleimhaut (Vitamin B_2),
- Schleimhautentzündungen (Vitamin C, B_6, B_{12}, Folsäure, Pantothensäure),
- Zahnfleischentzündungen (Niacin, Vitamin C),
- starke Längsrillen an den Fingernägeln (Vitamin A),
- brüchige Fingernägel (Biotin, Eisen, Zink),
- fettige Haare (Vitamin B_6),
- Haarausfall, -wachstumsstörungen (Calcium, Eisen, Kupfer, Zink, Mangan, Cobalt, Chrom),
- abnorme Schwielenbildung (Niacin) und
- verzögerte Wundheilung (Vitamin C, Zink).

Wer hat einen erhöhten Bedarf?

Im Durchschnitt sind wir gut versorgt. Dort, wo die Tische vielseitig und reichlich gedeckt sind, sollte die Versorgung mit Vitaminen und Mineralstoffen eigentlich auch kein Problem sein. Dennoch gibt es Risikogruppen, die entweder besonders empfindlich auf einen Vitaminmangel reagieren oder deren Ernährungsgewohnheiten und Lebensweise eine besondere Beachtung der Vitamin- und Mineralstoffversorgung erforderlich machen. Am schlechtesten sind Raucher/innen und Personen, die chronisch viel Alkohol trinken, dran. Im Vergleich zu Nichtrauchern sind sie deutlich schlechter mit den Vitaminen D, B_1, B_6 und Beta-Carotin versorgt. Raucher/innen zusätzlich mit Vitamin C. Laut Ernährungsbericht 1992 mangelt es der gesamten Bevölkerung an Jod. Vor allem hier muß die Ernährungsberatung ansetzen.

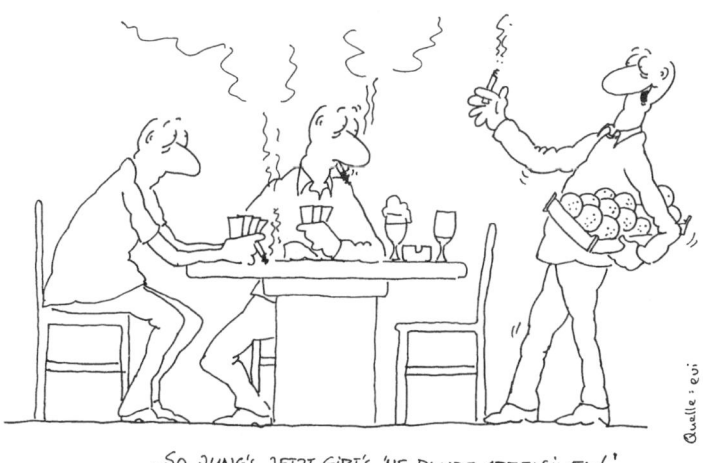

„SO JUNG'S, JETZT GIBT'S 'NE RUNDE APFELSINEN!"

Vitamine und Mineralstoffe
von Anfang an

Kinder und Jugendliche im Wachstum sind neben Schwangeren und Stillenden die für einen Nährstoffmangel empfindlichste Bevölkerungsgruppe. Sie reagieren in der sensiblen Phase der rasch ablaufenden körperlichen und geistigen Entwicklungsvorgänge (Wachstumsphase) empfindlicher auf einen Nährstoffmangel als Erwachsene. Das betrifft z. B. die für die körperliche und geistige Leistungsfähigkeit sowie für die Wachstumsvorgänge besonders wichtigen B-Vitamine, die zentrale Aufgaben im Nervensystem und im Energie- und Baustoffwechsel haben (siehe Seite 37ff.).

Unter den Mineralstoffen ist das Calcium für Knochen und Zähne in der Wachstumsphase an erster Stelle zu nennen. Eine gute Calciumversorgung in jungen Jahren ist der beste Osteoporoseschutz im Alter, da so von Anfang an eine gute Knochenfestigkeit angelegt wird. Andere lebensnotwendige Nährstoffe wie Vitamin C, Vitamin E und Beta-Carotin – die Vorstufe von Vitamin A – sind dagegen vor allem Schutzvitamine, welche die körpereigene Krankheitsabwehr stärken. Bei einer optimalen Versorgung mit diesen Schutzvitaminen werden Kinder auch mit Infektionskrankheiten leichter fertig.

Es ist schwierig, den tatsächlichen individuellen Vitamin- und Mineralstoffbedarf in den unterschiedlichen Wachstumsphasen angesichts unterschiedlicher körperlicher Aktivität und Beanspruchungen genau festzulegen. Orientierungwerte für die Vitamin- und Mineralstoffzufuhr finden Sie auf Seite 58ff. Fest steht, daß eine Unterschreitung der empfohlenen Nährstoffzufuhr die physische und psychische Leistungsfähigkeit sowie das Wohlbefinden beeinträchtigen und die Abwehrkräfte schwächen kann. Vitamine sind jedoch kein »Allheilmittel« gegen Schulstreß und Lernschwierigkeiten. Aber wenn ein entsprechender Nährstoffmangel vorliegt und als Mitverursacher für diese Probleme anzusehen ist, so muß er ausgeglichen werden. Eine sichere Vitamin- und Mineralstoffversorgung hat höchste Priorität, wenn es um die Gesundheit und Leistungsfähigkeit von Kindern und Jugendlichen geht.

Kinder und Jugendliche sollten eine abwechslungsreiche, vollwertige Mischkost erhalten. Wichtig ist, daß ihnen die Erwachsenen ein gutes Vorbild geben. Bei der Nahrungswahl dürfen vor allem Lebensmittel wie Gemüse, Obst, Vollkornprodukte, Trinkmilch und fettarme Milchprodukte nicht zu kurz kommen. Magermilch ist allerdings für Kinder und Jugendliche keine gute Empfehlung, da ihr neben dem Fett auch die für das Wachstum so wichtigen fettlöslichen Vitamine A und D fehlen.

Kinder entwickeln aber Vorlieben und Abneigungen. Bei jeder Form von einseitiger Ernährung, insbesondere wenn wenig frisches Gemüse oder Obst, dafür aber lieber zucker- und fettreiche Lebensmittel gegessen werden, kann es zu Defiziten in der Vitamin- und Mineralstoffversorgung kommen. Neben Vitamin C und Provitamin A können durch bevorzugten Fast-food- und Süßigkeitenverzehr die Vitamine B_1, B_2, Folsäure sowie Calcium und Magnesium zu kurz kommen. Süßigkeiten im Übermaß können zu einer eingeschränkten Nahrungsaufnahme bei den Hauptmahlzeiten und dadurch zu einer »Nährstoffverdrängung« führen. So essen sich Kinder z. B. auf dem Nachhauseweg mit Süßigkeiten (vorübergehend) satt und haben dann keinen Appetit mehr auf eine vitamin- und mineralstoffreiche Mittagsmahlzeit.

Kinder essen auch nicht jeden Tag gleich viel. Wenn sie sich viel bewegen, brauchen sie mehr als in ruhigen Phasen. Wird allerdings über mehrere Tage sehr wenig gegessen, besteht – ähnlich wie bei sehr einseitiger Ernährung – die Gefahr eines Nährstoffmangels.

Tips für eine gute Vitamin- und Mineralstoffversorgung von Kindern

Täglich:	2 Portionen frisches Obst
Täglich:	1 Portion Salat
Täglich:	1 Portion frisches oder tiefgefrorenes Gemüse
Täglich:	2 Portionen Vollkorn (z. B. Müsli und Brot)
Täglich:	$1/4$ Liter Milch und 1 Portion Joghurt, Quark oder Käse
Wöchentlich:	2–3mal Fleisch, 2–3mal Eier und 1–2mal Fisch

Übrigens: Wenn Ihrem Kind Milchmischgetränke wie Kakao, Vanille- oder Fruchtmilch besser schmecken als die Milch pur, so sind dies ebenfalls gute Calciumquellen. Der Zuckergehalt in den Milchmischgetränken ist mit etwa 3,5 Prozent eher gering.

Wenn jedoch bestimmte Lebensmittel vorübergehend abgelehnt werden oder zeitweise – aus welchen Gründen auch immer – keine vollwertige Lebensmittelauswahl erfolgt, ist z. B. ein mit Vitaminen angereicherter Fruchtsaft eine gerade für Kinder und Jugendliche geeignete sichere Möglichkeit, einem Vitaminmangel vorzubeugen. Solche Nahrungsergänzungen, das betrifft auch Vitamin- und Mineralstofftabletten, können jedoch nicht in jedem Fall eine unausgewogene Ernährung verbessern. In einer vollwertigen Ernährung geht es schließlich auch um das richtige Verhältnis von Kohlenhydraten, Fett und Eiweiß im täglichen Speiseplan.

Vorsicht vor einem Vitamin- und Mineralstoffmangel während Schwangerschaft und Stillzeit

Früher hieß es bekanntlich »Essen und Trinken für zwei«. Diese Formulierung war jedoch mißverständlich und führte oft zu einer zu hohen Kalorienaufnahme und damit zu Übergewicht, das weit über die normale Gewichtszunahme hinausging. Aufgrund der Kenntnisse der Stoffwechsel- und Wachstumsvorgänge während der Schwangerschaft heißt es richtig: »Die Qualität der Nahrung muß sich stärker ändern als die Quantität.« Essen und Trinken für zwei gilt also eher für die Qualität der Vitamin- und Mineralstoffversorgung und nicht für die Nahrungsmenge.

Während Schwangerschaft und Stillzeit besteht nun das Problem, bei einem nur gering gesteigerten Energiebedarf die vermehrt benötigten Vitamine und Mineralstoffe aufzunehmen. Insbesondere ist auf eine ausreichende Calcium-, Eisen-, Folsäure- und Vitamin-B$_6$-Versorgung zu achten. Lebensmittel mit einer entsprechend günstigen Nährstoffdichte (Milch und fettarme Milchprodukte, mageres Fleisch, Vollkornprodukte, Obst und Gemüse) müssen im wöchentlichen Speiseplan berücksichtigt werden. Die gesteigerten Anforderungen an die Qualität der Ernährung zeigen sich besonders ab dem 4. Schwangerschaftsmonat, bei einigen Nährstoffen ist der Bedarf jedoch von Anfang an erhöht. Das hängt mit der Anlage von Nährstoffspeichern und mit der unterschiedlichen Beteiligung einzelner Nährstoffe im Stoffwechsel der werdenden Mutter sowie im Stoffwechsel des sich entwickelnden Kindes zusammen, dessen Bedarf an bestimmten Nährstoffen erst mit zunehmendem Wachstum stärker ansteigt. In jedem Fall muß aber die Ernährung bereits im Frühstadium vollwertig sein, um nicht schon mit einem unterschwelligen Vitamin- und Mineralstoffmangel die Schwangerschaft zu belasten. Damit die Schwangerschaft der werdenden Mutter nicht »einen Zahn kostet«, wird angeraten, während der gesamten Schwangerschaft 300 mg mehr an Calcium aufzunehmen. Das entspricht einer Steigerung der Calciumaufnahme um zirka 33 Prozent gegenüber der empfohlenen Zufuhr für nichtschwangere Frauen. Der Kalorienbedarf erhöht sich dagegen nur um 13 Prozent und dies auch erst ab dem 4. Schwangerschaftsmonat.

Bei aller Sorgfalt, die Lebensmittelauswahl betreffend, besteht während der Schwangerschaft und Stillzeit am ehesten Grund für eine Nahrungsergänzung, z. B. einem Kombinationspräparat mit B-Vitaminen sowie Calcium und Eisen. Die folgende Tabelle zeigt den Mehrbedarf an Energie und Nährstoffen während der Schwangerschaft.

Mehrbedarf an Energie und Nährstoffen während der Schwangerschaft

			Steigerung⁺)
Nahrungsenergie	1,2	MJ (300 kcal)**	13 %
Protein	30	g**	68 %
Calcium	300	mg***	33 %
Phosphor	200	mg***	15 %
Magnesium	100	mg**	33 %
Eisen	15	mg***	100 %
Zink	3	mg***	25 %
Jod	30	µg***	15 %
Vitamin A	0,4	mg**	40 %
Vitamin D	5	µg**	100 %
Vitamin E	2	mg**	17 %
Thiamin	0,3	mg**	25 %
Riboflavin	0,3	mg**	20 %
Niacin	2	mg**	13 %
Vitamin B6	1,4	mg***	88 %
Pantothensäure	2	mg**	25 %
Folsäure	300	µg***	100 %
Vitamin B12	0,5	µg	15 %
Vitamin C	25	mg**	33 %

⁺)   Gegenüber Frauen mit überwiegend sitzender Beschäftigung
**)   ab 4. Schwangerschaftsmonat
***)   gesamte Schwangerschaft

Quelle: verändert nach DGE, 1984, S. 49

Stillen – der beste Ernährungsstart für das Neugeborene

Die Feststellung in der Überschrift gilt aber nur, wenn sich die Mutter vitamin- und mineralstoffreich ernährt. Bei nicht zufriedenstellender Ernährungsversorgung mit Mineralstoffen und Vitaminen sind nämlich besonders die gestillten Kinder benachteiligt, da der Gehalt der Muttermilch an diesen Nährstoffen abnimmt. Ein Problem hinsichtlich einer genügend hohen Aufnahme dieser essentiellen Nährstoffe kann sich auch dann ergeben, wenn die Stillzeit zum Abnehmen genutzt und insgesamt zu wenig gegessen wird. Immerhin entsteht ein Mehrbedarf von 500 Kilokalorien (23 Prozent) durch das Stillen; andere Nährstoffe werden jedoch in noch höherem Prozentsatz vermehrt benötigt, wie die folgende Tabelle zeigt.

Empfohlene Mehrzufuhr von Nahrungsenergie und Nährstoffen für voll stillende Frauen

			Steigerung*)
Nahrungsenergie	2,1	MJ (500 kcal)	23 %
Protein	20	g	45 %
Calcium	400	mg	40 %
Phosphor	300	mg	22 %
Magnesium	75	mg	25 %
Eisen	5	mg	30 %
Zink	5–10	mg	50 %
Jod	60	µg	30 %
Vitamin A	1	mg	125 %
Vitamin E	5	mg	42 %
Thiamin	0,5	mg	42 %
Riboflavin	0,8	mg	53 %
Niacin	5	mg	33 %
Vitamin B_6	0,6	mg	38 %
Pantothensäure	3	mg	38 %
Folsäure	150	µg	50 %
Vitamin B_{12}	1	µg	20 %
Vitamin C	50	mg	67 %

*) Gegenüber Frauen mit überwiegend sitzender Beschäftigung

Quelle: verändert nach DGE, Ernährungsbericht 1984, S. 52

Brauchen ältere Menschen mehr Vitamine und Mineralstoffe?

Neben jungen Frauen, die ständig auf Diät sind, gelten Senioren – insbesondere ältere Männer – als Mangelkandidaten hinsichtlich der Versorgung mit Vitaminen und Mineralstoffen. Die Gründe dafür sind vielfältig und reichen von einer ungünstigen Kostzusammenstellung bis zu Störungen des Vitaminhaushaltes durch Medikamenteneinnahme. Falsche Ernährung äußert sich bei Senioren meist in Form von unspezifischen Beschwerden wie Antriebsverminderung, Schläfrigkeit, Beeinträchtigung der Merkfähigkeit und Appetit- sowie Gewichtsverlust. Manche dieser Beschwerden werden vorschnell dem Alterungsprozeß zugeschrieben und nicht als Anzeichen eines Vitaminmangels erkannt.

Ernährung und Gesundheit im Alter

Gesundheit und Leistungsfähigkeit können im fortgeschrittenen Alter durch Fehlernährung (zuviel Kalorien, Fett und Alkohol sowie Mangel an bestimmten Vitaminen und Mineralstoffen) weitaus stärker beeinträchtigt werden, als dies in jüngeren Jahren der Fall ist. Auch scheinbar nur geringfügige Fehler in der Ernährung, die über Jahre hinweg gemacht werden, summieren sich im Laufe der Zeit und machen sich besonders in der zweiten Lebenshälfte bemerkbar. Vor allem Herz-Kreislauf-Erkrankungen sind in ihrer Entstehung ganz entscheidend durch die persönliche Lebensweise mitbestimmt. Der Lebensstil äußert sich vor allem in den Bereichen Bewegung, Ernährungsgewohnheiten, Genußmittelkonsum und Streßbewältigung.

Die Frage »Wie bleibe ich gesund und fit?« erhält in der zweiten Lebenshälfte verständlicherweise einen besonderen Stellenwert. Es ist aber leicht einzusehen, daß die Ernährung (und Lebensweise) das Stoffwechselgeschehen im höheren Alter nur günstig beeinflussen kann, wenn spätestens im Erwachsenenalter die Weichen dafür gestellt werden. Und für ein stabiles Knochengerüst wird der Baustein bekanntlich schon in jungen Jahren gelegt.

Gibt es eine Altersdiät?

Grundsätzlich gilt, daß es keine besondere Kost oder gar »Alters-diät« gibt, vielmehr ist eine dem Lebensalter angepaßte, voll-wertige Ernährung notwendig, um in der zweiten Lebenshälfte Gesundheit und Leistungsfähigkeit zu erhalten oder diese ge-gebenenfalls soweit wie möglich wieder herzustellen.

Es muß allerdings – um hier Mißverständnissen und falschen Be-hauptungen vorzubeugen – deutlich gesagt werden: Alterungs-vorgänge sind natürliche biologische Prozesse im Laufe des Lebens, die niemand verhindern kann. Ein gesundheitsbewuß-tes Verhalten, vollwertige Ernährung (reich an Gesundheits-schutzstoffen) und körperliche Aktivität sind jedoch die besten »Helfer«, sich körperlich und geistig bis ins hohe Alter fit zu halten.

Gesundheitsschutzfaktoren aus der Ernährung

■ Genügend Trinkflüssigkeit (Mineral- und Heilwasser, verdünn-te Säfte, Tee etc.).

■ Ausreichend Ballaststoffe (aus Vollkorn, Gemüse und Obst).

■ Hohe Nährstoffdichte, d. h. günstiges Verhältnis von Vit-aminen und Mineralstoffen zum Kaloriengehalt der Nahrung (Gemüse, Vollkorn, Obst, fettarme Milchprodukte).

■ Optimale Versorgung mit den Schutzvitaminen E, C und Beta-Carotin (Provitamin A) aus gelbrotem und grünem Ge-müse und schonend gewonnenen Keimölen.

■ Genügend Calcium, Magnesium, Natrium (zur Förderung der Flüssigkeitsaufnahme und Wasserbindung), Kalium, Zink und Selen.

■ Eine deutlich eingeschränkte Fett- und Alkoholaufnahme trägt ebenfalls zum Gesundheitsschutz bei.

Worauf ist bei der Ernährung besonders zu achten?

Bei der Ernährung gesunder älterer Menschen ist der vermin-derte Energiebedarf (bei Senioren über 65 Jahre im Bereich von 1700–1900 Kilokalorien bzw. 7000–8000 Kilojoule) bei unver-ändertem Bedarf an Vitaminen und Mineralstoffen besonders zu beachten, also die Nährstoffdichte (= Verhältnis von Vitaminen und Mineralstoffen zum Kaloriengehalt). Mit zunehmendem Lebensalter und bei gleichzeitig verringerter körperlicher Aktivität nimmt der Grundumsatz allmählich ab. Dies macht es notwendig, weniger, d. h. kalorienärmer zu essen. Das persönlich richtige Maß beim Essen erfordert aber dann ein ganz besonderes Qualitätsbewußtsein, um nicht einen Mangel an Vitaminen und Mineralstoffen zu erleiden. Folgerichtig muß es heißen: Qualität statt Quantität. Frisches Gemüse und Obst, feinkrumiges Vollkornbrot und Kartoffeln, fettarme Milchprodukte und mageres Fleisch sowie Seefisch sind empfehlenswert.

Da das Durstgefühl oft vermindert ist, muß vor allem auf ausreichend Trinkflüssigkeit geachtet werden. Natürlich sollte nicht nur morgens und abends, sondern über den Tag verteilt genügend getrunken werden. Der Wasserhaushalt des Menschen hängt untrennbar mit Kochsalz zusammen – ohne Salz kann kein Wasser im Körper gebunden werden, er würde austrocknen.

Öfters kleine Mahlzeiten

Mit Rücksicht auf die im Alter zunehmende Schwierigkeit, die Blutzucker- und Blutfettwerte im Anschluß an die Mahlzeit zu regulieren, werden durch Mahlzeitenverteilung im Tagesverlauf Stoßbelastungen dieser Stoffwechselwege vermieden, wie sie bei wenigen üppigen Portionen leichter auftreten.

Einflüsse auf die Ernährung

Verschiedene Gesichtspunkte können die Lebensqualität der Ernährungsversorgung im höheren Lebensalter beeinträchtigen: Probleme mit den Zähnen bzw. Zahnprothesen, veränderter Geschmacks- und Geruchssinn und damit verbunden Appetitlosigkeit sowie Magen-Darm-Beschwerden. Deshalb sind auch das appetitliche Anrichten der Speisen, ein freundlich gedeckter Eßtisch und das fantasievolle Würzen wichtig. Einfluß auf den Nährstoffbedarf haben eine möglicherweise mangelnde Resorption (= Nährstoffaufnahme), Medikamenteneinnahme – hier müssen insbesondere Abführmittel und die oft gleichzeitige Verwendung mehrerer Arzneimittel erwähnt werden – sowie der häufig hohe Alkoholkonsum im Seniorenalter.

Ein sehr verbreitetes Problem gerade in der zweiten Lebenshälfte stellt die Obstipation (= Darmträgheit) dar. Man kann heute generell sagen, daß durch die »verfeinerte« Nahrung zuwenig Ballaststoffe zugeführt werden. Bewegungs- und Ballaststoffmangel führen zur Obstipation. Zur Behebung des Mangels an quellfähigen Ballaststoffen wird dann häufig nicht auf ballaststoffreiche Lebensmittel, z. B. Getreide, Obst, Gemüse, sondern auf Medikamente (Abführmittel) zurückgegriffen. Die rechtzeitige Nahrungsumstellung durch Einbeziehen ballaststoffreicher Lebensmittel und reichlich Trinkflüssigkeit können diese Verstopfungsprobleme weitgehend ausräumen und Schädigungen durch ständige Einnahme von Medikamenten vorbeugen. In der Umstellungszeit sind auch Kleie und Leinsamen eine gute Hilfe. Man braucht allerdings Geduld und Konsequenz bei der allmählichen Umstellung auf eine ballaststoffreichere Kost.

Kritische Nährstoffe

Als in bezug auf die Versorgung kritische Nährstoffe für ältere Menschen gelten die fettlöslichen Vitamine A und D, die wasserlöslichen Faktoren der B-Gruppe und Vitamin C sowie die Mineralstoffe Calcium, Magnesium, Eisen, Jod und Zink. Raucher zeigen häufig niedrigere Vitamin-C- und Provitamin-A-Meßwerte auf. Ältere Männer zeigen häufig niedrige Vitamin-B$_{12}$-Werte. Nach neuesten Erkenntnissen können zusätzliche Vitamin-E-Gaben (z. B. 200 mg/Tag) das Immunsystem älterer Menschen stärken.

Änderung von Ernährungsgewohnheiten

Es ist bekanntlich nicht einfach, die genannten Ernährungsziele in der alltäglichen Ernährung umzusetzen. Zunächst muß noch auf eines deutlich hingewiesen werden: Ernährungsgewohnheiten lassen sich nicht von heute auf morgen ändern. Einen Großteil dieser Gewohnheiten kann man in ihrer Entstehungsgeschichte bis in die Kindheit zurückverfolgen. Im weiteren Lebenslauf verfestigen sie sich. Deshalb sind ja auch das Erlernen persönlich richtiger Ernährungsgewohnheiten von Anfang an und das Ernährungsverhalten im Jugend- und Erwachsenenalter so wichtig.

Besonderer Hinweis für ältere alleinstehende Menschen

Es ist bekannt, daß gerade ältere alleinstehende Personen oft weniger Aufmerksamkeit auf die Zubereitung ihrer täglichen Kost verwenden. Die Gründe dafür sind vielschichtig und können sicherlich oftmals weder allein vom Betroffenen noch aus der Sicht des Ernährungswissenschaftlers angegangen werden. Nicht zuletzt gefährden soziale Isolierung und finanzielle Schwierigkeiten die Ernährungsversorgung.

Dabei ist gerade das Gegenteil von jeglicher Eintönigkeit im Speiseplan vonnöten. Denn eine entsprechend zubereitete und abwechslungsreich zusammengestellte Kost bereitet nicht nur Freude, sondern stärkt auch das Selbstwertgefühl und das Wohlbefinden. Viele Mangelerscheinungen, die bei älteren alleinstehenden Personen vorliegen, brauchten nicht aufzutreten und würden dann auch nicht zu negativen Folgeerscheinungen wie Müdigkeit, Apathie und allgemeiner Schwäche führen. Bedenken sollte man auch die Möglichkeit, in einem Seniorenheim am Mittagessen teilzunehmen. Das fördert wichtige soziale Kontakte.

Hausgemachter Vitamin- und Mineralstoffmangel

Ähnlich wie in der Ernährung von Senioren müssen auch bei einer Kalorieneinschränkung zur Gewichtsreduktion Lebensmittel mit einer hohen Nährstoffdichte bevorzugt werden. Eine ausreichende Versorgung mit Vitaminen und Mineralstoffen hat jedoch bekanntlich (vgl. Seite 24f.) eine untere Kaloriengrenze, die bei zirka 1500 Kilokalorien liegt.

Während der Gesetzgeber in der Diätverordnung für diätetische Lebensmittel zur Gewichtsreduktion festlegt, daß die Vitamin- und Mineralstoffversorgung durch entsprechende Zusätze sichergestellt werden muß, fehlt diese Vitamingarantie bei vielen niedrigkalorischen Schlankheitsdiäten im Bereich von 800–1200 Kilokalorien. Je weniger Sie essen dürfen, desto wahrscheinlicher wird ein Nährstoffmangel. Viele Diäten sind aber immer noch in diesem 1000-Kalorien-Bereich angesiedelt. Abgesehen davon, daß heute viele Gründe gegen solche strengen Kalorieneinschränkungen sprechen, so müßte dann zumindest ein Multivitamin-Mineralstoffpräparat eingenommen werden.

Benötigen Sportler zusätzlich Vitamine und Mineralstoffe?

Das Grundmuster der Sportlerernährung sollte heute kohlenhydratbetont, eiweißhochwertig und fettkontrolliert sein. Wer mehr Energie umsetzt, braucht auch mehr Nährstoffe wie Kohlenhydrate, Eiweiß, Vitamine und Mineralstoffe. Wer mehr verbraucht, muß auch mehr essen. Damit steigt aber gleichzeitig die Chance, alle benötigten Nährstoffe in ausreichender Menge aufzunehmen. Der Bedarf an Eiweiß, Vitaminen und Mineralstoffen nimmt dabei nicht überproportional zum Energiebedarf zu. Es ist ein einfaches Rechenbeispiel. In einem 3000-Kilokalorien-Speiseplan stecken mehr lebensnotwendige Nährstoffe im Vergleich zu knappen 1500 Kilokalorien, vorausgesetzt, die Kost ist nicht völlig einseitig zusammengestellt. Probleme mit der Vitamin- und Mineralstoffversorgung bekommen daher, wie schon aufgezeigt, vor allem die »Wenig-Esser«. Bei einer Energiezufuhr unter 2000 Kilokalorien (z. B. bei Turnerinnen und bei Sport-

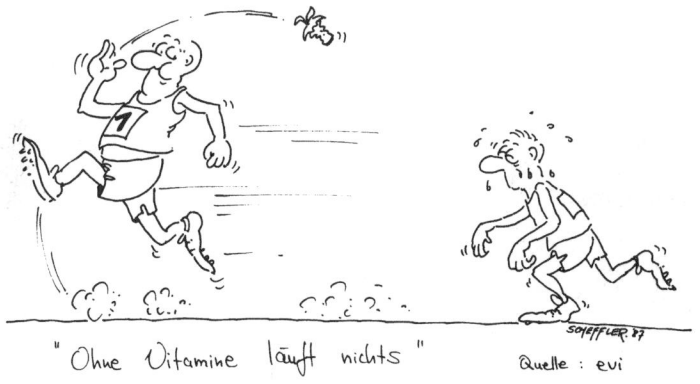

" Ohne Vitamine läuft nichts "

Quelle : evi

ler/innen während einer Gewichtsreduktionsphase) ist eine zusätzliche Vitamin- und Mineralstoffzufuhr durch eine Nahrungsergänzung notwendig.

Auf folgende Vitamine und Mineralstoffe müssen alle sportlich Aktiven besonders achten und einem Mangel in jedem Fall vorbeugen:

- B-Vitamine als Steuerstoffe im Energie- und Baustoffwechsel,
- Beta-Carotin, Vitamin C und E als Schutzvitamine bei hohen Belastungen und vermehrten sportlichen Aktivitäten im Freien, in großen Höhen und bei intensiver Sonneneinwirkung,
- Magnesium und Kalium für die optimale Muskelfunktion,
- Natrium in Verbindung mit Kohlenhydraten als Bestandteil von Sportlergetränken zur Förderung der raschen Wasseraufnahme bei großen Schweißverlusten,
- Calcium und Eisen bei Sportlerinnen zum Schutz vor Osteoporose, Ausgleich von Eisenverlusten und Vorbeugung von Eisenmangelerscheinungen,
- Zink und Chrom als essentielle Spurenelemente, die im Immunsystem und Eiweißstoffwechsel sowie bei der Kohlenhydratverwertung eine große Rolle spielen.

Im Fall eines nachgewiesenen Mangels können Präparate für einen sicheren und schnellen Ausgleich sorgen. Zur Vorbeugung eines Mangels empfehlen wir einen ausgewogenen Speiseplan.

Übrigens: Sportler, die Leistungen erbringen müssen, reagieren auf einen Vitamin- und Mineralstoffmangel im Vergleich zu körperlich nicht Aktiven viel empfindlicher.

Besondere berufliche Anforderungen

Nach einer Studie des ADAC sind 20 Prozent aller Autofahrer in Deutschland von Nachtblindheit betroffen. Sehstörungen und verschlechtertes Dämmerungssehen sind bekanntlich die Anzeichen eines Vitamin-A-Mangels. Neben nächtlichen Autofahrten erhöhen auch Bildschirmarbeit und häufiges sowie langes nächtliches Fernsehen den Vitamin-A-Bedarf. Davon sind natürlich auch Fußballspieler betroffen, die unter Flutlicht spielen. Bei internationalen Sportübertragungen müßten Vitamin-A-Kapseln eigentlich Hochkonjunktur haben. Wir empfehlen als leichten, nicht belastenden Fernsehsnack Gemüsestifte (Möhren, Paprika, Sellerie) mit einem Kräuterquarkdip zur guten (Pro-)Vitamin-A-Versorgung.

Können Medikamente die Vitamin- und Mineralstoffversorgung beeinträchtigen?

Wer regelmäßig Medikamente nimmt, muß besonders ernährungsbewußt sein. Bei vielen Arzneigruppen sind Wechselwirkungen zwischen Arzneisubstanzen und Nahrstoffen bekannt. Langdauernde Medikamenteneinnahme, etwa bei chronischen Erkrankungen, kann den Bedarf an Vitaminen und Mineralstoffen über verschiedene Mechanismen erhöhen. So kann bei bestimmten Nährstoffen u. a. die Aufnahme im Darm verschlechtert oder die Ausscheidung über die Nieren verstärkt werden. Wichtige in dieser Hinsicht zu beachtende Nährstoffe sind: Thiamin (Vitamin B_1), Folsäure, Pyridoxin (Vitamin B_6), Cobalamin (Vitamin B_{12}), Ascorbinsäure (Vitamin C), Calciferol (Vitamin D), weiter die Mineralstoffe Calcium, Kalium, Magnesium und Eisen sowie weitere Spurenelemente.

Personen, die über lange Zeit Medikamente einnehmen, wie chronisch Kranke (Diabetiker, Hypertoniker, Patienten mit Fettstoffwechselstörungen, Rheumatiker, psychisch Kranke etc.) und solche, die ständig Arzneien wie Analgetika, Antazida, Laxantien und orale Kontrazeptiva einnehmen, zählen zu einer Risikogruppe für einen Vitamin- und Mineralstoffmangel. Besonders wer die Pille nimmt, braucht mehr Vitamine, u. a. Folsäure, Vitamine B6 und B12 sowie Vitamin C. Abführmittel und Entwässerungstabletten führen vor allem zu Kalium- und Magnesiumverlusten. Kortison gegen Entzündungen entzieht dem Körper Calcium und Kalium, wodurch ein Mehrbedarf an diesen Mineralstoffen entsteht. Mittel gegen Übersäuerung des Magens können die Aufnahme von Eisen und anderen Mengen- und Spurenelementen vermindern. Die meisten Wechselwirkungen mit Medikamenten betreffen aber die Vitamine, wie die nachfolgende Übersicht zeigt. Hinzu kommt noch der negative Einfluß von Alkohol.

Vitamine	Wichtige Faktoren, die die Versorgung beeinflussen
Vitamin B1 (Thiamin)	chronischer Alkoholmißbrauch, Antazida (magensäurebindende Mittel), Diuretika (harntreibende Mittel)
Vitamin B2 (Riboflavin)	chronischer Alkoholmißbrauch, Diuretika (harntreibende Mittel), trizyklische Antidepressiva
Niacin (Nikotinsäure)	chronischer Alkoholmißbrauch
Folsäure	orale Kontrazeptiva (»Pille«), chronischer Alkoholmißbrauch, Antikonvulsiva (krampflösende Mittel), Antibiotika, Acetylsalicylsäure (Schmerzmittel), Cholestyramin (zur Senkung hoher Cholesterinspiegel)
Biotin	chronischer Alkoholmißbrauch, übermäßiger Verzehr von rohen Eiern
Pantothensäure	Antibiotika
Vitamin C (Ascorbinsäure)	Rauchen, orale Kontrazeptiva (»Pille«), Acetylsalicylsäure (Schmerzmittel), Streß, chronischer Alkoholkonsum, Glukokortikoide (entzündungshemmende Hormone), Fenfluramin (Appetitzügler)

Vitamine	Wichtige Faktoren, die die Versorgung beeinflussen
Vitamin B₆ (Pyridoxin)	orale Kontrazeptiva (»Pille«), verschiedene Antibiotika, chronischer Alkoholkonsum
Vitamin B₁₂ (Cobalamin)	verschiedene Magenerkrankungen, orale Kontrazeptiva (»Pille«), Cimetidin (magensäurehemmendes Mittel), Neomycin (Antibiotikum)
Vitamin A (Retinol)	chronischer Alkoholmißbrauch, Antazida (magensäurebindende Mittel), paraffinölhaltige Laxantia (Abführmittel), blutfettsenkende Arzneimittel, Antibiotika
Vitamin D (Calciferol)	Antikonvulsiva (krampflösende Mittel), blutfettsenkende Arzneimittel, Glukokortikoide (entzündungshemmende Hormone), paraffinölhaltige Laxantia (Abführmittel)
Vitamin E (Tocopherol)	orale Kontrazeptiva (»Pille«), blutfettsenkende Arzneimittel, paraffinölhaltige Laxantia (Abführmittel)
Vitamin K (Phyllochinon)	Antibiotika, Antikonvulsiva (krampflösende Mittel), paraffinölhaltige Laxantia (Abführmittel), blutfettsenkende Arzneimittel

Quelle: »Richtig Essen«, Gesellschaft für Ernährungsberatung/Bonn

Was kann man bei Medikamenteneinnahme empfehlen?

■ Arzneimittel nur aufgrund einer ärztlichen Verordnung und in der angegebenen Dosierung einnehmen.

■ Bei ernährungsabhängigen Krankheiten (z. B. Fettstoffwechselstörungen, Diabetes mellitus und Bluthochdruck) trägt die konsequente Beachtung der Diätprinzipien wesentlich zum Behandlungserfolg bei und ermöglicht einen sparsamen Einsatz von Medikamenten, falls diese zusätzlich erforderlich sind.

- Achten Sie auf eine vitamin- und mineralstoffreiche Ernährung, nehmen Sie genügend Flüssigkeit auf, und schränken Sie Ihren Alkoholkonsum ein.
- Lesen Sie die Arzneimittelinformation sorgfältig durch, und fragen Sie im Zweifelsfall den Apotheker oder Arzt auch nach einer sinnvollen Nahrungsergänzung (z. B. Calciumpräparat, Vitamin B-Komplex oder antioxidative Vitaminkombination C, E, Beta-Carotin).

Mit Vitaminen & Co.
gegen Zivilisationserkrankungen

Die Liste der Todesursachen in den Industrieländern wird seit Jahren angeführt von Herz-Kreislauf-Erkrankungen (Deutschland West: 48 Prozent kardiovaskuläre Todesursachen) und Krebs (25 Prozent Todesfälle durch bösartige Tumoren in Deutschland West). Sie gehören mit zu den ernährungsabhängigen Krankheiten, deren Kosten das allgemeine Gesundheitswesen allein in Deutschland mit jährlich über 100 Milliarden Mark belasten. Aus guten Gründen spielt deshalb inzwischen in der Medizin und den Ernährungswissenschaften neben der Suche nach optimalen Behandlungsmethoden auch die Erforschung von Möglichkeiten einer ständig verbesserten Vorbeugung gegen die Entstehung derartiger Leiden eine wesentliche Rolle. Zu den Herausforderungen auf dem Gebiet der Prävention gehört die Tatsache, daß sich Erkrankungen wie Krebs und Herz-Kreislauf-Krankheiten erst über Jahre hinweg herausbilden – und zwar aufgrund eines sogenannten »multifaktoriellen Geschehens«. Dies bedeutet: Die Wissenschaft hat es hier nicht mit einem einfachen Zusammenhang von Ursache und Wirkung zu tun, sondern muß bei der Erforschung des Krankheitsprozesses viele sehr unterschiedliche Faktoren mit berücksichtigen: von Umwelteinflüssen über Ernährungsverhalten bis hin zu psychosomatischen Komponenten. Eine wesentliche Aufgabe der Präventionsforschung liegt darin, herauszufinden, auf welche Weise man möglichst frühzeitig vorbeugend in den Entstehungsprozeß von Krankheiten im Organismus eingreifen kann, um zu verhindern, daß sie sich überhaupt ausbilden. Oder aber man versucht, sie wenigstens in einem noch nicht schwerwiegenden Stadium aufzuhalten bzw. bereits entstandene Schäden im Körper wieder rückgängig zu machen.

Allen weiteren hierzu folgenden Ausführungen sei an dieser Stelle vorangestellt, daß im Hinblick auf die häufigsten, oft tödlichen Zivilisationserkrankungen grundsätzlich gilt: Es gibt keine isolierte Vorbeugungsmaßnahme, die uns *garantiert*, daß wir nicht an Krebs oder Herz-Kreislauf-Leiden erkranken! Wir können jedoch mit einer Reihe von Maßnahmen der gesunden Lebensführung dafür sorgen, daß wir Risiken, die bekanntermaßen zu solchen Krankheiten führen, vermeiden. Und wir haben zusätzlich die Möglichkeit, unseren Organismus durch bestimmte Nährstoffe aktiv vor Schäden, die wesentlich zur Krankheitsentstehung beitragen, zu schützen.

Bestimmte Vitamine, Spurenelemente und andere Nahrungsbestandteile gehören zu den »Schutznährstoffen«, die verhindern können, daß biochemische Prozesse im Körper ablaufen, die zu Schädigungen oder zur Zerstörung von Zellen in Blut und Gewebe führen.

Freie Radikale und ihre Jäger

Seit mehr als einem Jahrzehnt gilt die besondere Aufmerksamkeit der Präventionsforschung Vorgängen im Körper, für die man mit hoher Wahrscheinlichkeit eine Schlüsselrolle bei der Herausbildung beispielsweise von Krebs, Herz-Kreislauf-Krankheiten,

Krankheitszustände, bei denen freie Radikale eine Rolle spielen

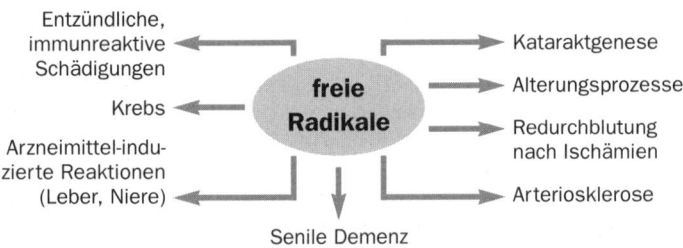

Arteriosklerose (»Arterienverkalkung«), Katarakt (»Grauer Star«), Rheuma u. a. Entzündungsvorgängen, ja sogar im gesamten biologischen Alterungsprozeß annimmt: Schäden an Zellen bis hin zu deren Zerstörung durch sogenannte freie Radikale. Es handelt sich hierbei um bestimmte hochreaktive Formen des Sauerstoffs. Ein Sauerstoff-Teilchen, dem ein Elektron fehlt, wird aggressiv, denn es versucht, sich dieses fehlende Elektron von anderen Molekülen im Körper wiederzuholen. Dabei greift es die Fett- und Eiweiß-Strukturen in Körperzellen an. Diese können bei solchen Attacken zum einen an ihrer äußeren Hülle (Membran) geschädigt und somit außer Funktion gesetzt werden. Weiterhin kann auch der Zellkern mit der darin enthaltenen Erbinformation (DNA) Schaden nehmen, wenn er nicht sogar ganz vernichtet wird. Beschädigte Erbinformation im Zellkern kann eine Zelle entarten lassen.

Wo entstehen freie Radikale?

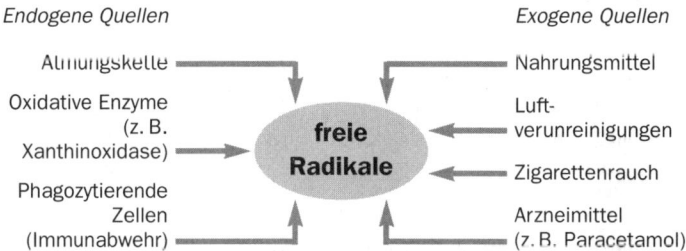

Der vom reaktionsfreudigen Sauerstoff bewirkte Schadensvorgang wird als »Oxidation« bezeichnet. Außerhalb des Körpers ist Oxidation eindrucksvoll erkennbar, etwa am Ranzigwerden von Fett, dem Rosten von Eisen oder dem Braunwerden von Schnittflächen bei Obst, wenn es der Luft ausgesetzt ist. Am Körper selbst sind altersbedingte Pigmentflecken (Altersflecken) oder Faltenbildung sichtbarer Ausdruck von oxidativ bedingten Zellveränderungen oder Zellschäden in unserem Gewebe.

Sauerstoff ist für den Organismus lebensnotwendig und kommt überall im Körper vor. Seiner gefährlichen Form, den freien Radikalen, können wir somit ebenfalls nicht entgehen. Dabei sind freie Radikale nicht ausschließlich negativ. In gewissem Maße werden sie vom Körper für sein Immunsystem benötigt und daher sogar von ihm selbst gebildet. Das Risiko für unsere Gesundheit beginnt, wenn im Organismus ein Ungleichgewicht zwischen freien Radikalen und den Stoffen, die sie in ihrer aggressiven Entfaltung hemmen, besteht. Ein Überschuß an freien Radikalen ist in unserem Körper leicht erreicht. Diese Sauerstoffteilchen bilden sich durch die Schadstoffe in Zigarettenrauch, durch UV-Strahlung, bestimmte Medikamente, bei operativen Eingriffen oder durch verschiedene Umweltgifte.

Wir können Faktoren, die zur Radikalentstehung führen, einschränken, indem wir beispielsweise nicht rauchen und uns keiner übermäßigen Sonnenbestrahlung aussetzen. Der UV-Strahlung insgesamt jedoch entkommt man ebensowenig wie einigen überall vorhandenen Schadstoffen in der Umwelt. Es gilt daher, sich vor den gefährlichen Auswirkungen überschüssiger Radikale zu schützen.

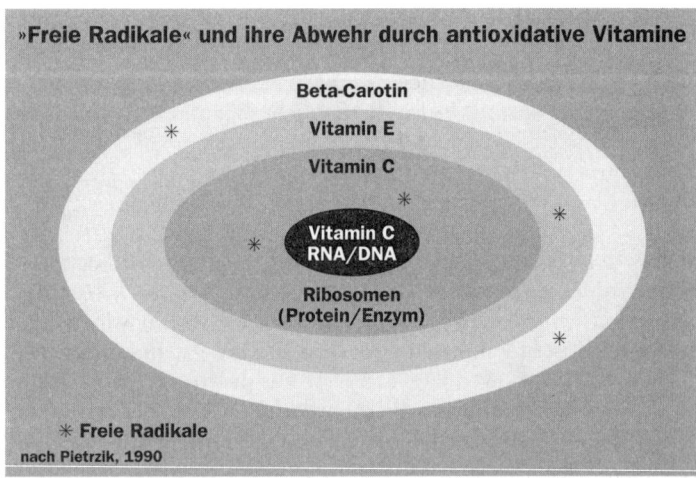

»Freie Radikale« und ihre Abwehr durch antioxidative Vitamine

Beta-Carotin
Vitamin E
Vitamin C
Vitamin C
RNA/DNA
Ribosomen
(Protein/Enzym)

✳ Freie Radikale
nach Pietrzik, 1990

Einen wirksamen Schutz gegen freie Radikale können aktuellen wissenschaftlichen Erkenntnissen zufolge bestimmte Vitamine, Spurenelemente und andere Nahrungsbestandteile leisten. Die Wirkungsweise dieser Schutznährstoffe nennt man logischerweise »antioxidativ«, bezeichnet die Substanzen als Antioxidantien. Antioxidantien »fangen« freie Radikale bzw. sättigen sie (engl. »quenching«) und machen sie somit unschädlich. Am besten erforscht sind in diesem Zusammenhang die Vitamine E und C sowie das Beta-Carotin.

Zu der vorbeugenden Wirksamkeit dieser Vitamine liegt mittlerweile eine Fülle wissenschaftlicher Studien vor, die ein präventives Potential von höchster Wahrscheinlichkeit erkennen lassen. Zum einen gibt es Untersuchungen, bei denen die Wirkung von Vitaminen gegen freie Radikale im Labor nachgewiesen wurde, diese wurde am Tiermodell bestätigt. Hinzu kommen sogenannte epidemiologische Studien. Bei diesen wurde an größeren Bevölkerungsgruppen über längere Zeit untersucht, wie sie sich ernähren und welche Krankheiten sich, parallel dazu, ausbilden. Man fand, beispielsweise im MONICA (*Moni*toring *Ca*rdiovascular Diseases)-Projekt der WHO, deutlich positive Zusammenhänge zwischen einer Ernährung, die reich an antioxidativen Vitaminen war, und einer erniedrigten Entwicklung von Krebs und Herz-Kreislauf-Erkrankungen. Die Beweiskraft für die Schutzwirkung antioxidativer Vitamine liegt in den Ergebnissen aus klinischen Interventionsstudien. Bei solchen werden einer Probandengruppe im Vorgriff auf eine mögliche Krankheitsentstehung gezielt definierte Vitamindosen verabreicht. Eine entsprechende Kontrollgruppe erhält Placebos (Scheinpräparate). Über Jahre hinweg wird beobachtet, welche Probanden eventuell an Leiden erkranken, denen man mit Antioxidantien vorbeugen möchte. Da derartige Untersuchungen viel Zeit benötigen, liegen bisher meist Teilergebnisse aus noch laufenden größeren Studien vor. 1993 wurden die Resultate aus einer Massenstudie veröffentlicht, die an zirka 30 000 Chinesen in der Provinz Linxian durchgeführt wurde. Aus ihr ging hervor, daß eine Kombination aus Vitamin E (30 mg) und Beta-Carotin (15 mg) eindeutig vor bestimmten Krebsarten schützte – insbesondere dem dort am häufigsten auftretenden Magenkrebs.

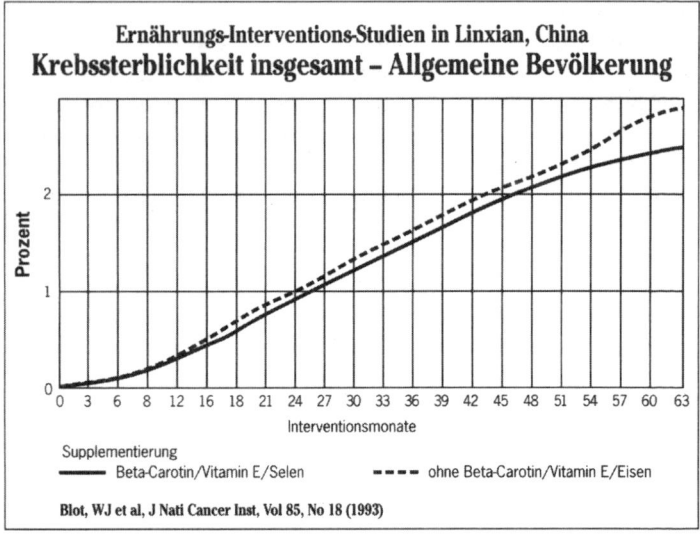

Ernährungs-Interventions-Studien in Linxian, China
Krebssterblichkeit insgesamt – Allgemeine Bevölkerung

Prozent

Interventionsmonate

Supplementierung
—— Beta-Carotin/Vitamin E/Selen   ▪▪▪▪ ohne Beta-Carotin/Vitamin E/Eisen

Blot, WJ et al, J Nati Cancer Inst, Vol 85, No 18 (1993)

Vitamin E – klein, aber oho

Ein Molekül Vitamin E bewahrt ungefähr 1000 fettlösliche Teilchen (Lipidmoleküle) in der Zellwand vor Oxidation! Das fettlösliche, im Körper speicherbare Vitamin schützt somit die Zelle in erheblichem Maße gegen Angriffe freier Radikale. Es sitzt hauptsächlich in der aus fettlöslichen Teilchen (Lipiden) aufgebauten Zellwand. Daß es hier Sauerstoff-Schäden abwehrt, ist nicht nur hinsichtlich einer möglichen Zellentartung mit nachfolgendem Krebsgeschehen bedeutsam.

Vitamin E kann auch die Bildung lebensbedrohlicher Gefäßverengungen durch Ablagerungen (»Verkalkung«) in den Arterien verhindern, die Arteriosklerose. Ihre Entstehung kann als typische »Radikal-Story« bezeichnet werden. Im Blut unterscheiden wir zwei sogenannte Fraktionen von Cholesterin: das HDL (high density lipoprotein), das als positiv eingestuft wird, und das LDL (low density lipoprotein), das als weniger positiv, weil als eigentlicher Verursacher der Arterienverkalkung, gilt. Der Grund dafür liegt darin: Die Fett- und Eiweißstrukturen des LDL sind anfällig für Oxidation durch freie Radikale. Ein oxidiertes LDL-Partikel wird jedoch von bestimmten Abwehr-Zellen des Körpers, den Makrophagen, wie ein körperfremder Eindringling (also wie beispielsweise ein Bakterium) geortet und von ihnen gefressen. Leider ist oxidiertes LDL für die Makrophagen »unverdaulich«. Wenn sie es erst aufgenommen haben, ist es zu spät: Sie blähen sich auf, platzen und werden zu trägen sogenannten Schaumzellen. Aus solchen Schaumzellen entstehen dann die arteriosklerotischen Ablagerungen, die »Plaques«. Vitamin E wird vor allem an LDL gebunden im Blut durch den Körper transportiert. Ist es in ausreichendem Maße vorhanden, kann es das Gros der LDL-Partikel vor Oxidation bewahren. Hat es allerdings ein freies Radikal bekämpft, wird es selber zu einem solchen, jedoch ohne aggressiv gegen andere Teilchen im Körper zu sein. Außerdem kann es durch Vitamin C oder Beta-Carotin regeneriert und in seine alte Form zurückgebracht werden.

Zahlreiche Untersuchungen, vorwiegend epidemiologische aber auch einige klinische, fanden ein deutlich verringertes Risiko einer Herz-Kreislauf-Erkrankung bei Menschen mit guter Vitamin-E-Versorgung bzw. mit hohen Vitamin-E-Blutspiegeln. Meir J. Stampfer und seine Mitarbeiter an der Harvard School of Public Health und des Brigham Women's Hospital in Boston sowie Eric Rimm an den gleichen Instituten konnten 1993 ermutigende Ergebnisse veröffentlichen: Frauen, die regelmäßig über einen längeren Zeitraum höhere Dosen Vitamin E zu sich nahmen, verringerten statistisch ihr Risiko, koronare Herzerkrankungen zu entwickeln sowie einen Herzinfarkt zu erleiden, um jeweils 40 Prozent. Dabei spielte es keine Rolle, wie hoch der Spiegel des schädlichen LDL(low density lipoprotein)-Cholesterin im Blut war. Die beste vorbeugende Wirkung von Vitamin E wurde mit 100 mg pro Tag über mindestens zwei Jahre erzielt.

Positive Befunde im Hinblick auf die Krebsverhütung ergaben sich für Vitamin E beispielsweise im Bereich der Mundhöhle. In der Erforschung der Krebsprävention durch Vitamine wurden häufig auch günstige Entwicklungen aufgrund einer reichlichen Zufuhr mehrerer Antioxidantien gleichzeitig beobachtet, beispielsweise bei Vitamin E und Beta-Carotin in Kombination.

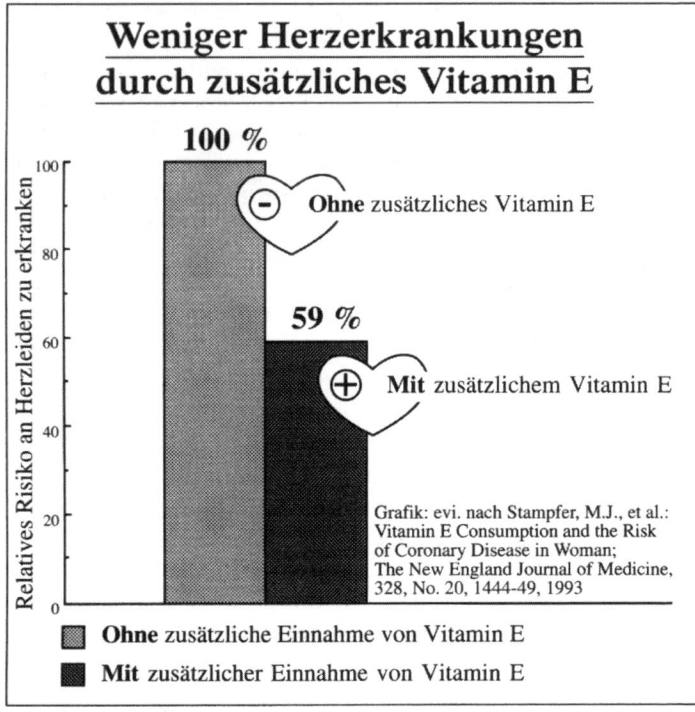

Weniger Herzerkrankungen durch zusätzliches Vitamin E

100 %

Relatives Risiko an Herzleiden zu erkranken

⊖ **Ohne** zusätzliches Vitamin E

59 %

⊕ **Mit** zusätzlichem Vitamin E

Grafik: evi. nach Stampfer, M.J., et al.:
Vitamin E Consumption and the Risk
of Coronary Disease in Woman;
The New England Journal of Medicine,
328, No. 20, 1444-49, 1993

▨ **Ohne** zusätzliche Einnahme von Vitamin E
■ **Mit** zusätzlicher Einnahme von Vitamin E

*Nach jüngsten Erkenntnissen von Meir J. Stampfer und seinen
Mitarbeitern sowie von Eric Rimm hat sich gezeigt, daß durch eine
längerfristige, regelmäßige Einnahme von zusätzlichem Vitamin E das
Risiko, koronare Herzerkrankungen zu entwickeln sowie einen
Herzinfarkt zu erleiden, statistisch deutlich verringert werden kann.*

Beta-Carotin – hochwirksam gegen freie Radikale

Beta-Carotin ist fettlöslich und eines von über 400 in der Natur
vorkommenden Carotinoiden. Diese Farbpigmente geben Obst
und Gemüse ebenso ihre Färbung wie dem bunten Gefieder der
Vögel oder einem schillernden Insektenpanzer. Beta-Carotin ist
ein gelb-oranges Pigment und findet sich in grünen, gelben oder
orangen Früchten oder Gemüsearten. Im menschlichen Organismus erfüllt es zwei Funktionen:

Zum einen wirkt es als Provitamin A, das heißt als Vorstufe zu
Vitamin A, denn es wird im Körper im Fettgewebe gespeichert
sowie über die Leber zu Vitamin A umgewandelt. Da der Organismus aus den Speichern nur soviel Beta-Carotin zu Vitamin A
verstoffwechselt, wie er gerade benötigt, besteht kein Risiko für
eine Vitamin-A-Überdosierung, auch wenn sich größere Mengen
Beta-Carotin im Gewebe eingelagert haben. Wer reichlich Beta-
Carotin gespeichert hat, dessen Haut schimmert, insbesondere in
den Handflächen und an den Fußsohlen, sichtbar gelblich – ähnlich wie bei Babys, die viel mit Möhren gefüttert werden. Auch
bei guter Beta-Carotin-Versorgung benötigt der Organismus trotzdem noch die Zufuhr von Vitamin A (Retinol) an sich.

Zum anderen ist die Wirksamkeit des Beta-Carotins als hoch-
potentes Antioxidans von besonderer Bedeutung. Die Substanz
fängt in starkem Maße freie Radikale ab, und zwar schon direkt
vor der Zellwand. Was Beta-Carotin leistet, ist gut am Beispiel
»Sonnenschutz von innen« erkennbar: Bei ultravioletter (UV-)
Strahlung bilden sich unzählige freie Radikale in der Haut. Diese
werden sowohl für die Faltenbildung als auch für entzündliche
Vorgänge wie den Sonnenbrand bis hin zur Entartung der Zellen,
d. h. die Entwicklung von Hautkrebs, mit verantwortlich gemacht. Untersuchungen haben ergeben, daß Personen mit einem
besonders empfindlichen Hauttyp durch die Einnahme von Beta-
Carotin-Kapseln, wenn sie rechtzeitig vor und während ihrer
Sonnenbäder erfolgte, weniger rasch oder weniger stark Sonnenbrand bekamen als ohne den gezielten Einsatz von Beta-Carotin.

Am meisten interessiert die Substanz die Vitaminforschung
weltweit wegen ihrer Zellschutzwirkung im Hinblick auf die Vorbeugung gegen Krebserkrankungen. Aus biochemischen Laborversuchen sind die guten Radikalfänger-Eigenschaften von Beta-
Carotin seit langem bekannt. Positive Ergebnisse haben sich
bisher sowohl in epidemiologischen (über 200 Studien) als auch
zum Teil bereits vorliegenden klinischen Untersuchungen hinsichtlich eines geringeren Auftretens gewisser Krebsarten verdichtet, insbesondere bei Magen-, Brust-, Speiseröhren- sowie
Mundhöhlenkarzinomen oder ihren Vorstufen (Präkanzerosen).
In epidemiologischen Studien traten bei Personen, die sich be-

tont beta-carotinreich ernährten, auch weniger Lungenkrebsfälle auf als bei Studienteilnehmern mit geringer Beta-Carotin-Aufnahme. Man geht heute davon aus, daß Raucher einen besonders hohen Beta-Carotin-Bedarf haben, da bei ihnen niedrigere Blutwerte gefunden wurden als bei Nichtrauchern. Der beste Schutz vor Lungenkrebs bleibt jedoch nach wie vor das Nichtrauchen. Im Frühjahr 1994 wurden die Ergebnisse einer klinischen Studie veröffentlicht, bei der über mehrere Jahre in Finnland gezielt kontrolliert worden war, welche Wirkung die Einnahme von täglich 20 mg Beta-Carotin bei Rauchern auf die Entwicklung von Lungenkrebs haben würde. Die untersuchten Männer blickten allerdings zu Beginn der Studie bereits alle auf ein durchschnittliches 35jähriges Raucherleben mit täglich mindestens 25 Zigaretten zurück. Unter diesen Umständen wurde kein schützender Effekt von Beta-Carotin vor Lungenkrebs gefunden. Eine andere klinische Untersuchung hingegen, die Shekelle/Western-Electric-Studie, ermittelte bei ihren Probanden mit der niedrigsten Beta-Carotin-Einnahme ein fast siebenfach erhöhtes Lungenkrebs-Risiko.

Weltweit sind noch immer weitere klinische Forschungsprojekte zum Einfluß von Beta-Carotin auf die Entstehung verschiedenster Krebsarten, geführt vom Nationalen Krebsinstitut der USA, an ca. 50 000 Teilnehmern, im Gange. Die größte davon ist die seit mehr als zehn Jahren laufende *US Physicians Health Study* mit 22 000 Probanden. Hier wird der Effekt einer Beta-Carotin-Gabe von 50 mg jeden zweiten Tag untersucht.

Ebenfalls 1994 wurden die Resultate der EURAMIC-Studie publiziert. Sie wurde in neun europäischen Ländern unter Berücksichtigung der dort herrschenden unterschiedlichen Lebensbedingungen und Eßgewohnheiten durchgeführt. Durch Messung der Beta-Carotin-Konzentration im Fettgewebe zogen die Forscher Rückschlüsse auf die Langzeitversorgung. Dabei ergab sich, daß die Personen mit den höchsten Beta-Carotin-Werten ein um 44 Prozent geringeres Risiko hatten, einen Herzinfarkt zu erleiden, als diejenigen mit geringen Konzentrationen im Gewebe. Zusätzlich fand man heraus, daß hohe Vitamin-E-Spiegel den schützenden Effekt von Beta-Carotin noch verstärkten.

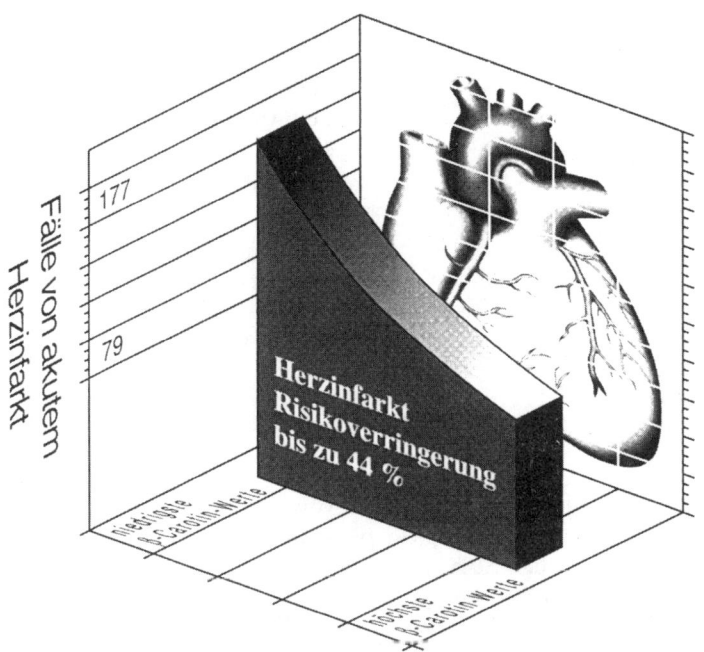

Die Personen, die die höchste β-Carotin-Konzentration im Fettgewebe aufwiesen, hatten gegenüber denjenigen mit den niedrigsten Werten ein um 44 Prozent verringertes Risiko, einen Herzinfarkt zu erleiden.

Die Forschung ist schließlich noch einer weiteren guten Eigenschaft von Beta-Carotin auf der Spur, nämlich seinem günstigen Einfluß auf das Immunsystem. So wurde im Laborversuch und in kleineren klinischen Untersuchungen festgestellt, daß die Bildung bestimmter weißer Blutzellen (Leukozyten), der sogenannten T-Helferzellen (T-Lymphozyten), durch Beta-Carotin angeregt wurde.

Vitamin C – der »schwimmende Leibwächter«

Als wasserlösliches Antioxidans hat Vitamin C besondere Bedeutung für die Radikalenabwehr. Sein Revier ist die sogenannte »wässerige Phase« im Zellinneren. Hier schwimmt es, vereinfacht gesprochen, sozusagen um den Zellkern herum. Wie weiter oben beschrieben, kommt Vitamin C in vielen Früchten und Gemüsesorten vor, wo es oft in besonders hohen Konzentrationen in der Schale als natürlicher Oxidationsschutz zu finden ist. Wird beispielsweise ein Apfel angeschnitten, verfärbt er sich braun, d. h., sein Fruchtfleisch oxidiert durch den Sauerstoff.

Vitamin C unterstützt die Radikalfänger-«Arbeit», die Vitamin E und Beta-Carotin an der Zellwand leisten, wirksam. Als Einzelsubstanz kommt ihm sehr wahrscheinlich vor allem bei der Verhütung von Magenkrebs eine herausragende Rolle zu: Im Magen reduziert es Stickoxide, Schadstoffe, die auf vielfältige Weise, u. a. durch zu scharf gebratenes Fleisch oder Zigarettenrauch dorthin gelangen können, und verhindert somit die Bildung von krebserzeugenden chemischen Verbindungen, den sogenannten Nitrosaminen.

Die antioxidativen Eigenschaften von Vitamin C scheinen auch gegen ein anderes »Altersleiden« besonders vorbeugend zu wirken, den »Grauen Star« (Katarakt). Bei dieser Erkrankung handelt es sich um Eintrübungen und Farbveränderungen der Linse, die Sehschwächen oder sogar Erblindung zur Folge haben können. Dieses Leiden betrifft ältere Menschen in zunehmendem Maße. Seine Entstehung führt man auf Schäden durch freie Radikale zurück. Sie bilden sich im Auge aufgrund von UV-Licht-Einwirkung und können dort einen wichtigen Eiweißstoff oxidativ verändern. Vitamin C ist in ungewöhnlich hoher Konzentration in der Linse enthalten, im Normalfall sogar höher als im Kammerwasser des Auges, das ansonsten von allen Körperflüssigkeiten die höchste Ascorbinsäure-Konzentration aufweist. Den Zusammenhang zwischen Ascorbinsäure und Katarakt stellten Wissenschaftler u. a. aufgrund von Untersuchungen her, die zeigten, daß bei zunehmender Kataraktausbildung der Gesamtgehalt an Ascorbinsäure in der Linse abgenommen hatte. Neben anderen Mechanismen ist offenbar der Oxidationsschutz durch Vitamin C gegen die Folgen der vermehrt auftretenden UV-Einstrahlung bei Abnahme der die Erde schützenden Ozonschicht sehr wichtig, um eine Kataraktbildung zu verhindern.

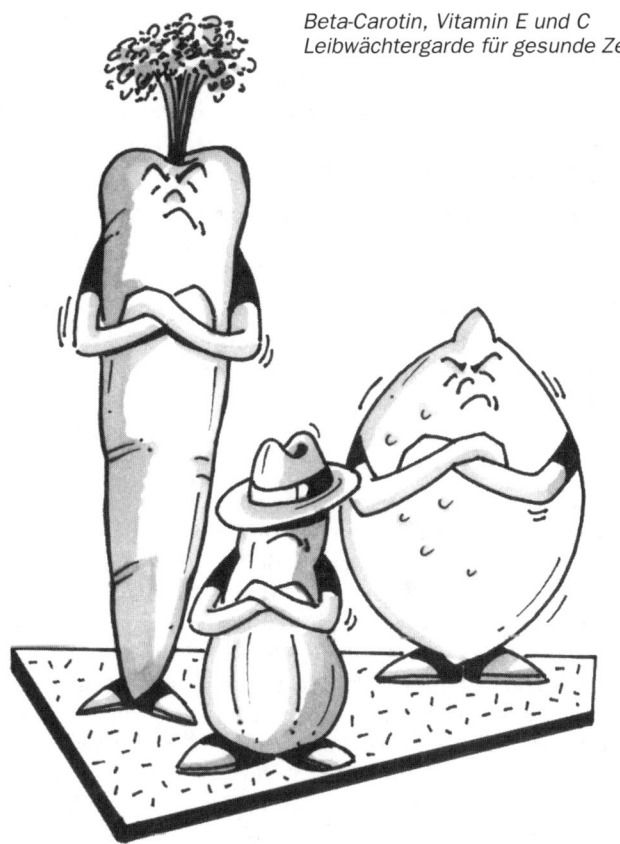

Beta-Carotin, Vitamin E und C
Leibwächtergarde für gesunde Zellen

Raucher verbrauchen viel Vitamin C

Wie riskant ein Raucherleben sein kann, zeigt sich unter anderem darin, daß – wie heute allgemein vorausgesetzt wird (so auch von der DGE) – Raucher etwa 40 Prozent mehr Vitamin C benötigen als Nichtraucher. Unter der Einwirkung von Zigarettenrauch kommt es zu einem starken Abfall der Blutspiegel an Ascorbinsäure. Den jüngsten Befunden amerikanischer Wissenschaftler zufolge lag der Bedarf an Vitamin C bei Rauchern sogar dreimal so hoch wie bei Nichtrauchern.

Raucher sind der Gefahr einer Schädigung durch freie Radikale extrem ausgesetzt. Die aggressiven Moleküle entstehen billionenfach durch die im Zigarettenrauch enthaltenen schädlichen Gase wie Stickstoffoxid oder Kohlenmonoxid. Die Vitamin-C-Plasmaspiegel von Rauchern liegen durchschnittlich um 30 Prozent niedriger als die von Nichtrauchern und können bei starken Rauchern auch noch weiter erniedrigt sein. Wissenschaftler gehen davon aus, daß der Raucher-Organismus verstärkt Vitamin C zur Abwehr freier Radikale benötigt und außerdem Ascorbinsäure generell schlechter aufnimmt.

Da Vitamin C im Körper, wie in diesem Buch an anderer Stelle ausführlich beschrieben wird (s. S. 41 f.), vielfältige Aufgaben und Schutzfunktionen erfüllt, so beispielsweise auch von schädlichen Schwermetallen wie Blei entgiftet, empfehlen manche internationalen Experten den Menschen, die das Rauchen nicht lassen können, ca. 200 mg Vitamin C täglich zu sich zu nehmen. Die DGE-Empfehlungen für Raucher liegen bei einer Tageszufuhr von 115 mg.

Länger leben oder langsamer altern mit antioxidativen Vitaminen?

Die Liste der Wundermittel und Geheimrezepte für ein längeres Leben, die Verlangsamung des Alterns oder lebenslange Gesundheit ist endlos. Regelmäßig kommen neue, oft sensationell wirkende Entdeckungen hinzu. Auch die ernstzunehmende Wissenschaft forscht im Wettbewerb auf vielen Gebieten nach dem Schlüssel zum Geheimnis für den alten Menschheitstraum von der ewigen Jugend. Ist mit der Entdeckung des Aktionsprinzips von freien Sauerstoff-Radikalen und ihren Gegenspielern, den Antioxidantien, eine Antwort auf die Frage zu erwarten, wie der Prozeß der biologischen Alterung aufgehalten werden kann? Vielleicht zu einem gewissen Teil.

Der Vorgang der biologischen Alterung ist, vereinfacht gesagt, ungefähr gleichzusetzen mit der Alterung bzw. dem Absterben oder der Zerstörung von Zellen. Deren Unbeschadetheit und

Lebensdauer unterliegen jedoch zahlreichen, vielfältigen Einflüssen, bei denen die Schäden durch freie Radikale vermutlich einen nicht unerheblichen Faktor darstellen. Fest steht: Jede Zelle im Organismus stirbt unweigerlich irgendwann – nur paradoxerweise die »entarteten«, also die Krebszellen nicht. Sie sind biochemisch gewissermaßen desaktivierbar, aber nicht »totzukriegen«. Der eigentliche Regulierungsmechanismus für Leben oder Tod einer Zelle liegt vermutlich in der DNA, der Erbinformation im Zellkern, verborgen. Möglicherweise ist unsere Lebensspanne hauptsächlich genetisch bedingt. Unterschiede in der Lebensdauer verschiedener Arten von Lebewesen können mit unterschiedlichem Energie- bzw. Sauerstoffumsatz teilweise erklärt werden. Allerdings sind die Zusammenhänge rund um das Altern viel zu komplex, um aus derartigen Beobachtungen Schlüsse für den Menschen ziehen zu können.

Unbestritten ist, daß freie Radikale durch fortgesetzte Schädigung von Zellen bis hinein in die DNA – was Störungen der Zellfunktion, Entartung oder ein Absterben der Zelle zu Folge haben kann – auch am Alterungsprozeß und der Entstehung von Alterskrankheiten beteiligt sind. Damit liegen die Vorteile, den Organismus mit Antioxidantien wie den Vitaminen C, E und dem Beta-Carotin vor radikalischem Sauerstoff zu schützen, auf der Hand. Untersuchungen auf diesem Sektor, insbesondere mit Vitamin E, im Hinblick auf die Lebenserwartung erfolgten vornehmlich am Tiermodell und führten zu sehr uneinheitlichen, widersprüchlichen Ergebnissen. Die bisher vorliegenden Erkenntnisse reichen für eine eindeutige Aussage über die Bedeutung einzelner Antioxidantien und die Radikaltheorie des Alterns noch nicht aus. Seriöse Experten sehen derzeit immerhin die Chance, daß die Vermeidung von oxidativen Einflüssen wie UV-Strahlung, Zigarettenrauch oder Umweltgiften, gepaart mit dem Ausbau des gezielten Schutzes vor Radikalen durch antioxidative Vitamine und andere Nährstoffe, die Überlebensfähigkeit des menschlichen Organismus zu einem nicht unwichtigen Teil mit verbessern kann.

Was Sie sonst noch über Antioxidantien wissen sollten

Außer den Vitaminen gibt es noch eine Reihe anderer Mikro-Nährstoffe, von denen heute eine antioxidative, gesundheitsschützende Wirkung bekannt ist. Sie sind jedoch bisher noch nicht so ausführlich erforscht, wie es bei Vitamin C, Vitamin E und Beta-Carotin der Fall ist, mit Ausnahme des Spurenelements Selen. Selen ist ein Bestandteil des Enzyms Glutationperoxidase. Dieses Enzym ist (neben einem anderen) in der Lage, bereits entstandene Oxidationsprodukte, sogenannte Lipidperoxide (oxidierte Fetteilchen) abzubauen. Damit kann eine Kettenreaktion unterbrochen werden, die sonst bedeuten würde, daß durch Lipidperoxide fortlaufend ungesättigte Fettsäuren (unter anderem in den Zellwänden) im Körper oxidiert würden. Der Start dieser Kettenreaktion wird durch freie Radikale ausgelöst, die wiederum in diesem Prozeß speziell durch Vitamin E abgefangen werden. Selen wirkt vereinfacht gesagt also ergänzend zu dem Radikalfänger Vitamin E. Eine ausreichende Selenversorgung sorgt für eine weitreichende Beseitigung der oxidierten Fettsäuren und vermindert die Verklumpung von Thrombozyten (für die Blutgerinnung wesentliche Zellen), d. h. die Thrombosegefahr.

Verschiedene epidemiologische Studien weisen auf einen Zusammenhang zwischen einer guten Selenversorgung und dem verminderten Auftreten von Krebs und Herz-Kreislauf-Erkrankungen hin. Allgemein fehlen der Wissenschaft jedoch derzeit genauere Daten, um den Selenbedarf des Menschen für eine optimale Prophylaxe beziffern zu können. In Deutschland beträgt die Zufuhrempfehlung für Erwachsene 20–100 Mikrogramm täglich. Noch ist nicht ausreichend geklärt, ob Selenmengen, die darüber hinaus gehen, zur Vorbeugung von Krebs, Herzinfarkt oder auch zur Verbesserung der Immunabwehr beitragen. Experten empfehlen, dauerhaft maximal 5 Mikrogramm Selen pro Tag und Kilogramm Körpergewicht aufzunehmen, um kein Vergiftungsrisiko einzugehen. Selenvergiftungen wurden bei einer Langzeiteinnahme von 800 Mikrogramm Selen beobachtet.

Selenreiche Nahrungsmittel sind Innereien, Muskelfleisch, Fisch und Vollkornprodukte. Aufgrund der Überdüngung der Böden ist bedauerlicherweise der natürliche Selengehalt im Getreide zurückgegangen.

Auch andere Carotinoide, neben Beta-Carotin, werden derzeit wissenschaftlich als krebsschützend diskutiert. Diese sind jedoch hinsichtlich ihrer genaueren Wirkungsweise im menschlichen Organismus noch unzureichend erforscht. Aus Laborversuchen kennt man beispielsweise das wirkungsvolle antioxidative Potential von Lycopin, einem besonders reichlich in Tomaten vorkommenden Carotinoid.

Als Radikalfänger im Labor wirken auch Ubichinone, wie der Fachbegriff für das oft fälschlicherweise als Vitamin bezeichnete Q 10 (s. »Pseudovitamine«, S. 32) lautet.

Phytochemicals – oder die »Knoblauch-Rotwein-Grüner-Tee-Diät«?

In den letzten Jahren beschäftigt sich die Wissenschaft zunehmend mit der Anti-Krebs-Wirkung verschiedenster Nahrungsbestandteile, sogenannter sekundärer Pflanzenwirkstoffe (siehe S. 54), die wir vor allem durch reichlichen Obst- und Gemüseverzehr zu uns nehmen. Mittlerweile wurden 14 Substanzklassen in pflanzlichen Lebensmitteln identifiziert, denen man antikanzerogene Eigenschaften zuschreibt und für die der Begriff »Phytochemicals« geprägt wurde. An dieser Stelle seien beispielhaft einige bekannte – und teilweise schlagzeilenträchtige – aufgeführt:

- Sulfide, Thiole (z. B. in Knoblauch),
- Phytate (z. B. in Sojabohnen, Getreideerzeugnissen),
- Flavonoide (z. B. in Grünem Tee, Zitrusfrüchten),
- Phenole (z. B. in Knoblauch, Grünem Tee, Rotwein).

Die wissenschaftliche Diskussion um diese Phytochemicals bewegt sich derzeit noch im Stadium der Grundlagenforschung. Erst wenn eine größere Zahl epidemiologischer und klinischer Studien die bisherigen Erkenntnisse, ob und in wieweit sie degenerative Erkrankungen verhüten können, erweitert bzw. abgesichert haben, werden sich seriöse Aussagen dazu machen lassen, wie eine erfolgversprechende krebsvorbeugende Kost oder Herz-Kreislauf-Diät mit diesen Inhaltsstoffen optimal zusammengesetzt sein könnte. Hier liegt zweifelsohne ein spannender, zukunftsträchtiger Bereich der Ernährungsforschung. Nach derzeitigem Erkenntnisstand überwiegt in den Sensationsmeldungen über Rotwein, Grünen Tee oder Knoblauch jedoch häufig die Spekulation vor gesichertem Wissen. Umfangreicheres positives Datenmaterial liegt noch am ehesten für die günstigen Auswirkungen von Knoblauch vor, insbesondere für die verbesserten Fließeigenschaften des Blutes sowie die Hemmung der Blutgerinnung und des Verklebens von Blutplättchen (Thrombosegefahr).

Ballaststoffe –
Putz- und Schutzelemente im Darm

Eine optimale Zufuhr von Ballaststoffen kann der Entstehung einer Reihe von Erkrankungen entgegenwirken, insbesondere Verstopfung, Dickdarmvertikulose (sackförmige Ausstülpungen der Darmschleimhaut), Gallensteine, Diabetes mellitus, Dickdarmkrebs und Fettstoffwechselstörungen. Zu den beiden letztgenannten Krankheiten liegen bereits umfangreichere Erkenntnisse vor.

Bösartige Tumoren im Dickdarm gehen auf verschiedene Ursachen zurück. Dazu gehört auch, daß im Stuhl krebsauslösende oder krebsfördernde Substanzen transportiert werden. Wenn man durch Ballaststoffe das Stuhlvolumen vergrößert, wird die Konzentration von Schadstoffen dadurch verringert. Außerdem haben die schädigenden Substanzen weniger Zeit, auf die Darmschleimhaut einzuwirken, wenn der Speisebrei leicht und schnell durch den Darm gleiten kann.

Schwermetalle oder Pestizide sind Krebsauslöser, deren Aufnahme über die Nahrung sich heutzutage leider kaum vermeiden läßt. Ballaststoffe können diese unerwünschten Stoffe im Darm binden und dafür sorgen, daß sie weitestgehend wieder ausgeschieden werden.

Auch im Darm selbst entstehen krebsfördernde Substanzen, zum Beispiel, wenn die Dickdarmbakterien Gallensäuren abbauen müssen, die bei besonders fettreicher Ernährung im Übermaß anfallen. Wenn zugleich ausreichend Ballaststoffe im Darm vorhanden sind, können diese bereits einen Teil der Gallensäuren binden, bevor die Darmbakterien aktiviert werden. Gleichzeitig wird das chemische Milieu im Darm durch den Abbau bestimmter Ballaststoffe wiederum »sauer« und so die Umwandlung von Gallensäuren in möglicherweise schädliche Stoffe gehemmt.

Die Fähigkeit der Ballaststoffe, freie Gallensäuren zu binden und ihre Ausscheidung mit dem Stuhl zu erhöhen, wirkt sich auch günstig auf den Cholesterinspiegel aus. Gallensäuren werden nämlich normalerweise im Darm resorbiert und zur Leber zurücktransportiert. Wird dieser Kreislauf durch Ballaststoffe unterbunden, muß die Leber neue Gallensäuren aus Cholesterin bilden, das dabei dem Blut entzogen wird. Dadurch wird ein möglicherweise bestehender zu hoher Cholesterinspiegel gesenkt, weil im Organismus dann nicht mit der gleichen Geschwindigkeit Cholesterin nachproduziert wird, wie es die Leber zu Gallensäuren verstoffwechselt. Interessanterweise wird bei diesem Prozeß das erwünschte HDL-Cholesterin im Blut weniger abgesenkt, dafür das kritische LDL-Cholesterin um so mehr, wodurch sich das Verhältnis dieser Bestandteile günstig verschiebt.

Schach der »Erkältung« mit Vitamin C

Was wir umgangssprachlich als »Erkältung« oder »Grippe« bezeichnen, sprich Husten, Schnupfen, Heiserkeit, Kopf- und Gliederschmerzen, oft mit erhöhter Körpertemperatur (Fieber) einhergehend, ist in der Regel ein sogenannter grippaler Infekt. Er geht auf bestimmte Viren zurück, die eigentlich harmlos sind, jedoch lästige Beschwerden hervorrufen können. Mediziner bezeichnen daher grippale Infekte als banal – im Gegensatz zu der gefährlichen »echten Grippe« (Influenza), die durch Influenza-Viren verursacht wird und bei Personen mit geschwächtem Immunsystem (z. B. älteren Menschen) sogar tödlich verlaufen kann.

Die Diskussion, inwieweit Vitamin C Erkältungen verhüten oder gar bessern kann, bezieht sich immer auf den banalen grippalen Infekt. In der Tat fällt bei einer Virusinfektion der Vitamin-C-Gehalt in den weißen Blutkörperchen (Leukozyten) innerhalb von Stunden stark ab. Diese Abwehrzellen des Immunsystems brauchen jedoch das Vitamin C, um zu überleben und gegen Viren erfolgreich angehen zu können. Auch die Interferone (Killerzellen) brauchen eine hohe Ascorbinsäurekonzentration, da sie ebenfalls eindringende Viren abtöten. In der kalten Jahreszeit benötigt der Körper außerdem Vitamin C, um die saisonal bedingte Senkung der Immunglobulinkonzentration zu kompensieren. Immunglobuline sind Antikörper, die zur spezifischen körpereigenen Abwehr benötigt werden. Anzunehmen ist auch, daß die Eigenschaft des Vitamin C, Zellen vor unerwünschter Oxidation (Sauerstoffreaktion – s. auch S. 105) zu schützen, ein Grund für die positive Wirkung dieses Vitamins auf das Abwehrsystem sein kann.

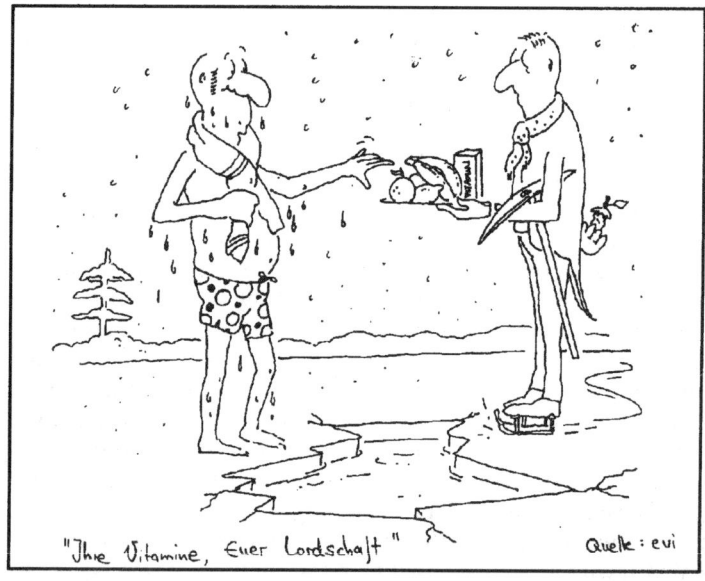

"Ihre Vitamine, Euer Lordschaft"   Quelle: evi

Untersuchungen am Menschen haben die günstige Beeinflussung des Immunsystems speziell gegen grippale Infekte durch Vitamin C bestätigt. Es gibt Studien, in denen untersucht wird, inwieweit bei Menschen, an die das Virus bereits übertragen worden ist, grippale Beschwerden ausbrechen, sowie Tests zum Verlauf einer ausgebrochenen Infektion unter Gabe von Vitamin C.

Den Probanden wurden dabei meist 1 oder 2 Gramm Ascorbinsäure verabreicht. Die Befunde reichten teilweise soweit, daß in der infizierten, jedoch mit Vitamin C »unterstützten« Personengruppe um etwa die Hälfte weniger Krankheitsfälle auftraten als in der Placebo-Kontrollgruppe. Diejenigen Teilnehmer der Studien, die trotz Vitamin C krank wurden, erlangten wesentlich rascher ihre Gesundheit wieder und hatten deutlich (bis zu 23 Prozent) mildere Beschwerden zu erleiden, als die durch die Viren erkrankten Angehörigen der Placebo-(Scheinmedikament)-Kontrollgruppe. Dieser Effekt verstärkte sich noch, wenn die Vitamin-C-Gabe bei Ausbruch der »Grippe« auf 4 Gramm verdoppelt wurde. Bei einer größeren Studie wurden 100–200 mg Ascorbinsäure zur Prophylaxe kontinuierlich verabreicht, wobei beim Auftreten einer »Grippe« die Dosis erhöht wurde. Auch hierbei zeigten sich weniger Ausbrüche oder weniger heftige Krankheitsverläufe unter Einsatz von Vitamin C.

Bisher kann aus den vorliegenden Daten geschlossen werden: Vitamin C kann banale grippale Infekte verhindern oder abmildern, falls sie auftreten. Noch nicht abschließend geklärt werden konnten bisher die genauen Mengen an Ascorbinsäure, die den Organismus optimal gegen »Grippe« schützen. In jedem Fall ist es notwendig, in »Grippe«-Zeiten regelmäßig und bedarfsgerecht zu dosieren. Es gibt seriöse Empfehlungen dafür, bei beginnender Infektion die Vitamin-C-Tageszufuhr auf mindestens 400 mg zu erhöhen. Eine aktuelle Analyse der Studien, bei denen Vitamin C nach Ausbrechen eines grippalen Infektes zur Linderung und Verkürzung der Beschwerden eingesetzt wurde, läßt vermuten, daß hierbei eher Mengen ab 1 Gramm wirksame Besserung bringen. Die Gefahr einer Überdosierung besteht nicht, da überflüssiges wasserlösliches Vitamin C vom Körper wieder ausgeschieden wird.

Osteoporoseschutz in jungen Jahren durch calciumreiche Ernährung

Osteoporose bezeichnet man auch als Knochenverfall oder Knochenschwund. Der Knochen verliert an Festigkeit, wird porös, und es kommt später leicht zu spontanen Knochenbrüchen. Man unterscheidet die primäre Osteoporose, die 95 Prozent aller Fälle ausmacht und ihre Ursache hat in

- einer familiären Veranlagung,
- einem Mangel an Östrogen,
- einer unzureichenden Calciumversorgung – vor allem im Kindes- und Jugendlichenalter – sowie
- einer geringen Belastung des Skeletts,

von der sogenannten sekundären Verlaufsform. Der sekundären Osteoporose liegt eine andere Erkrankung, Alkoholmißbrauch oder eine langandauernde Therapie mit Kortison zugrunde. Durch die Osteoporose treten neben den bereits erwähnten Knochenbrüchen Symptome wie Verkürzung der Wirbelsäule sowie Knochen- und Muskelschmerzen auf. Von der Knochenerkrankung sind besonders ältere Frauen betroffen; über 80 Prozent der vier bis sechs Millionen Osteoporose-Betroffenen sind weiblich. Im Volksmund wird der für Osteoporose-Erkrankte typische Rundrücken daher auch »Witwenbuckel« genannt.

Für ein stabiles Knochengerüst wird der Baustein in jungen Jahren gelegt

Nach der Geburt besteht der Knochen zunächst aus knorpeligen Vorstufen. Durch die Einlagerung von Calciumsalzen entsteht allmählich das feste Knochengerüst. Zusätzlich werden Bindegewebsfasern eingelagert, die dem Knochen neben seiner Festigkeit auch Elastizität verleihen. Der einmal aufgebaute Knochen bleibt jedoch nicht bis in alle Ewigkeit so bestehen. Die Knochensubstanz wird ständig auf- und abgebaut. Solange dabei ein Gleichgewicht besteht, bleibt der Knochen stabil. Sobald jedoch mehr Knochensubstanz abgebaut als wieder aufgebaut wird, kommt es zu einem Verlust an Knochenmasse.

An der Entstehung der Osteoporose sind viele Faktoren beteiligt. Die Erbanlagen spielen dabei eine große Rolle. Bei dem einen ist schon von Natur aus ein stabilerer Knochen vorhanden als bei dem anderen. Einen entscheidenden Einfluß auf die Ausbildung eines stabilen Knochengerüstes hat das Ernährungsverhalten in der Aufbauphase der Knochen. Diese reicht ungefähr bis zum 30. Lebensjahr, erst dann ist die maximale Knochendichte erreicht. Wird dem Körper in dieser Zeit zu wenig Calcium über die Nahrung zugeführt, kann der Knochen nur unzureichend mineralisiert werden. Eine erhöhte Anfälligkeit für Osteoporose in späteren Jahren ist die Folge. Eine calciumreiche Ernährung mit Milch und Milchprodukten in jungen Jahren sorgt also für eine gute Knochendichte und ist damit der beste Osteoporoseschutz im Alter. Ab dem 40. Lebensjahr wird vermehrt Calcium aus dem Knochen freigesetzt. Dabei verliert ein Erwachsener jährlich zwischen 0,5 und 1,5 Prozent seiner Skelettmasse. Eine 70jährige Person hat also bis zu einem Drittel ihrer Knochenmasse im Vergleich zum ursprünglich aufgebauten Knochen verloren. Das ist ganz normal und noch nicht gesundheitsgefährdend. Wenn jedoch dieser Verlust stärker ausgeprägt ist, kommt es zur Osteoporose.

Auf den Mineralstoff Calcium baut Ihr ganzer Körper

Mit einer ausgewogenen Ernährung, die jeden Tag Milch und Milchprodukte enthält, können Sie viel für ein stabiles Knochengerüst tun. Während es bei Jugendlichen oft am schlechten Image der Milch liegt, daß sie zuwenig davon trinken, geben ältere Menschen häufig an, daß sie Milch schlecht vertragen. In diesem Fall empfiehlt es sich, einmal Sauermilchprodukte und Käse auszuprobieren. Für Kinder und Jugendliche sind süßschmeckende Milchmixgetränke oft attraktiver als Trinkmilch pur. Der Vorteil der Milch in bezug auf die Calciumversorgung ergibt sich aus dem hohen Calciumgehalt und der guten Verfügbarkeit. Weitere Calciumquellen in unserer Ernährung sind Gemüse und calciumhaltiges Mineralwasser (auf das Etikett der Mineralwasserflasche achten!). Es wird empfohlen, 800 bis 1000 mg Calcium täglich mit der Ernährung aufzunehmen. Informieren Sie sich anhand der folgenden Tabelle über den Calciumgehalt der Lebensmittel.

Calciumgehalt verschiedener Lebensmittel
(Bedarf: 800–1000 mg/Tag)

Lebensmittel	mg Calcium/ 100 g Lebensmittel	100 g entsprechen folgender Menge
Magerkäse unter 10% Fett	1200	4 kl. Rollen
Hartkäse, 45% Fett i. Tr.	830	3 Scheiben
Mandeln	250	1 Beutel
Sojamehl	195	10 EL
Feigen, getrocknet	190	5 Stück
Schnittlauch	165	5 Bund
Petersilie	145	5 Bund
Eigelb	140	5 Stück
Kuhmilch, 3,5% Fett	118	1/2 Glas
Weizenvollkornbrot	95	3 Scheiben

Quelle: »Ernährungsratgeber« (ht 586, Humboldt-Taschenbuchverlag)

Viele ältere Menschen sind unzureichend mit Calcium versorgt; die von ihnen aufgenommene Calciummenge liegt oftmals unter der Hälfte der empfohlenen Menge von 800 bis 1000 mg pro Tag. Weiterhin nimmt im Alter die Fähigkeit des Dünndarms ab, Calcium aus der Nahrung aufzunehmen. Die Nahrung älterer Personen muß daher eher mehr Calcium enthalten, damit der Körper mit diesem Mineralstoff ausreichend versorgt werden kann. Auch Vitamin D ist wichtig für die optimale Calciumausnutzung aus der Nahrung, denn es sorgt für den Calciumtransport zu den Knochenzellen.

Auf das optimale Calcium-Phosphat-Verhältnis kommt es an

Ein Mißverhältnis von Nahrungscalcium und -phosphat wirkt sich nachteilig aus. Die Aufnahme von Calcium in den Stoffwechsel wird durch hohe Mengen an Phosophor bzw. Phosphat in der Nahrung erschwert. Phosphat ist neben Calcium der zweite Mineralbaustein des Knochens. Das Mengenverhältnis von Calcium zu Phosphat sollte etwa 1:1,5 nicht überschreiten. In der Milch liegen Calcium und Phosphat in annähernd ausgewogenem Verhältnis vor. In der Gesamtnahrung ist dagegen der Gehalt an Calcium und Phosphor meist unausgewogen. In anderen Lebensmitteln, etwa in coffeinhaltigen Erfrischungsgetränken, Fleisch, Wurst, Schmelzkäse und in vielen Fast-food-Produkten überwiegt nämlich das Phosphat, unter anderem als Zusatzstoff. Auch ein exzessiver Alkoholkonsum verschlechtert die Calciumbilanz; dadurch wird mehr Calcium über die Nieren ausgeschieden. Der Calciumgehalt in den Knochen nimmt ab, und die Knochen brechen leichter.

Östrogene und Bewegung schützen vor dem Abbau von Knochensubstanz

Einen weiteren Einfluß auf die Entstehung der Osteoporose haben die Östrogene. Deshalb sind auch so viele Frauen ab den Wechseljahren von Osteoporose betroffen. Jede dritte Frau wird nach Beginn der Wechseljahre aufgrund der abnehmenden Hormonproduktion von der Osteoporose bedroht! Man könnte die Östrogene als »Knochenschützer« bezeichnen. Sie schützen die Knochenzellen vor einem verstärkten Abbau. Fehlen diese Hormone, ist der Abbau von Knochenmasse stärker als der Aufbau, und es kommt zu einem Verlust an Knochenmasse.

Viele Untersuchungen bestätigen das Sprichwort: »Wer rastet, der rostet.« Menschen, die sich viel bewegen, haben mehr Muskeln und auch mehr Knochenmasse. Knochen, die durch Muskelarbeit belastet werden, sind stabiler als Knochen, die nicht bewegt werden. Daher zählt Bewegungsmangel zu den Faktoren, die das Osteoporoserisiko erhöhen können. Ein zusätzlicher positiver Effekt von regelmäßigem Bewegungstraining ist: Reaktionsgeschwindigkeit und Balance werden gefördert. Denn gerade im Alter läßt die Reaktionsfähigkeit langsam nach, und es kommt häufiger zu Stürzen. Schmerzhafte Knochenbrüche können die Folge sein. Neben gezielten Gymnastikübungen hat sich besonders das Schwimmen bewährt, da das Körpergewicht im Wasser weniger auf den Gelenken lastet, aber gleichzeitig viele Körperbereiche und Muskelgruppen bewegt werden.

Vitamin D (Calciferol) – wichtig für den Calciumstoffwechsel

Vitamin D fördert die Einlagerung der Calciumsalze in die Knochen, wodurch es den Calciumaufbau und -abbau reguliert. Eine ausreichende Zufuhr von Vitamin D kann daher ein Schutz vor einer Demineralisierung der Knochen (Abbau der Knochensubstanz) und vor Osteoporose im Alter sein. Vitamin D wird als Vorstufe im Körper gebildet oder mit der Nahrung aufgenommen und in der Haut unter Einwirkung von UV-Strahlen zu Vitamin D aufgebaut. Im Frühjahr, nach der »dunklen« Jahreszeit, liegt daher häufiger eine mangelhafte Versorgung mit Vitamin D vor als im Herbst. Ein Mangel an Vitamin D führt zu Störungen im Calcium- und Phosphatstoffwechsel. Als Folge können Kinder an Rachitis, einer Demineralisierung und Verbiegung der schnell wachsenden Knochen erkranken. Bei Erwachsenen entkalken und erweichen die voll entwickelten Knochen. Die Vitamine C und B6 sowie Citronensäure unterstützen Vitamin D wirksam bei seinen Aufgaben im Calciumstoffwechsel.

Unser Tip:

■ Gute Vitamin-D-Lieferanten in der Ernährung sind Fisch, Eigelb, Lebertran, Sahne, Käse, Butter und Margarine (Vitamin D ist gegenüber Hitze sehr widerstandsfähig).
■ Bewegen Sie sich viel im Freien, da Vitamin D unter Einwirkung von UV-Strahlen in der Haut gebildet wird.

Vitamin D wird hochdosiert als Medikament unter anderem zur unterstützenden Behandlung von Osteoporose eingesetzt. Zuviel Vitamin D kann aber auch schaden: Eine Überversorgung führt zu Beeinträchtigungen des Allgemeinzustandes, Nierensteinbildung und bleibenden Nierenschäden. Daher dürfen hohe Dosen Vitamin D nur unter ärztlicher Kontrolle eingenommen werden.

Medikamente zur Behandlung von Osteoporose

Ziel jeder Osteoporosebehandlung ist eine Stabilisierung der Knochen und eine Linderung der damit verbundenen Schmerzen. Es gibt eine Vielzahl von Medikamenten auf dem Markt, die zur Behandlung der Osteoporose eingesetzt werden. Dazu zählen Hormonpräparate (Östrogen, Calcitonin), Fluoride, Calcium-

und Vitamin-D-Präparate. Welches Präparat für den einzelnen Patienten geeignet ist, muß der behandelnde Arzt entscheiden. Die prophylaktische Einnahme von Medikamenten sollte immer nur in Absprache mit dem Arzt erfolgen.

Aber vergessen Sie nicht: Durch regelmäßige Bewegung und eine ausgewogene Ernährung mit einem genügend hohen Calciumgehalt können Sie der Entstehung einer Osteoporose entscheidend entgegenwirken – auch ohne Medikamente. Und denken Sie daran, je mehr Sie wiegen, um so mehr belasten Sie Ihre Knochen. Streben Sie daher Ihr Normalgewicht an.

Magnesium – das Hochleistungselement im Stoffwechsel bremst Muskelkrämpfe und ist ein Streßschutzschild

Die Hauptaufgabe von Magnesium ist die Aktivierung nahezu aller Enzyme, die im Energiestoffwechsel Bedeutung haben. Es sind über 300 Enzyme des Kohlenhydrat-, Fett- und Eiweißstoffwechsels bekannt, die Magnesium als Aktivator (Coenzym und Cofaktor) benötigen. Herauszustellen ist seine Rolle beim Zusammenspiel von Nerv und Muskel, das heißt bei der Erregungsübertragung vom Nerven auf den Muskel und bei der Muskelkontraktion. Aus diesem Zusammenhang wird auch verständlich, daß gerade Magnesiummangel erhöhte Gefahr für eine Störung der neuromuskulären Funktion und für das Auftreten von Muskelkrämpfen bedeutet.

Das wasserlösliche Mineralelement, das mit der Schweißflüssigkeit verloren geht, wird in erster Linie durch vollwertige kohlenhydratreiche Kost bereitgestellt. Magnesium kommt vor allem vor
- in Vollkornprodukten, Weizenkeimen, Hülsenfrüchten, Kartoffeln, grünen Gemüsen (Magnesium ist Zentralatom des Chlorophylls).
- Weitere Magnesiumquellen im Sinn einer abwechslungsreichen Ernährung sind Milch, Käse, Fleisch, Fisch, Bananen und Beerenfrüchte.

- Bei Mineralwasser weisen entsprechend günstige Quellen Magnesiumgehalte von zirka 100 mg und mehr pro Liter auf.
- Die Zufuhrempfehlung für Magnesium beträgt für Frauen 300 mg und für Männer 350 mg pro Tag.

Die Magnesiumresorption wird beeinträchtigt durch hohe Aufnahme von Calcium, Phosphor, Fett, Protein, Alkohol und Ballaststoffen – insbesondere Phytat in den Kleiebestandteilen – sowie Mangel an Vitamin B1 und B6. Gefördert wird die Magnesiumausnutzung offenbar durch Vitamin D und Parathormon, ein Hormon der Nebenschilddrüsen, das auch den Calciumstoffwechsel beeinflußt.

Spezifische Ernährungsformen, wie eiweißreiche Diäten zur Gewichtsreduktion, können den Magnesiumbedarf erhöhen. Bei unzureichendem Angebot kohlenhydratreicher pflanzlicher Lebensmittel ist eine adäquate Magnesiumversorgung oft nicht mehr sichergestellt. Bei einem Magnesiummangel stellen sich neben den bereits erwähnten Störungen im neuromuskulären Bereich mit Neigung zu Muskelkrämpfen auch Herzrhythmusstörungen – vor allem unter Belastung – ein. Diuretika und chronischer Alkoholmißbrauch erhöhen die Magnesiumausscheidung über die Nieren. Dies kann ebenfalls Magnesiummangel verursachen.

Magnesium bewirkt eine physiologische Entspannung unter gleichzeitiger Dämpfung vegetativer Erregungszustände. Es führt jedoch bei normaler Dosierung zu keiner Tagesmüdigkeit – ist also ein idealer »Stoßdämpfer« bei Streß.

Alkohol erhöht den Magnesiumbedarf

Eine schlechte Magnesiumbilanz geht häufig auf das Konto eines hohen Alkoholkonsums. Aber gerade wenn es besonders hektisch zugeht, greift manch einer gerne zur Beruhigung zu alkoholischen Getränken – ein Teufelskreis.

Gefürchtete und unangenehme Begleiterscheinung eines feuchtfröhlichen Abends ist der Kater am nächsten Morgen. Schuld daran ist u. a. ein Mineralsalzmangel. Das Trinken größerer Mengen mineralarmer alkoholischer Getränke führt zu einer Verarmung an Mineralstoffen im Organismus. Früher aß man zum

Katerfrühstück Salzreiches, u. a. Heringe, sauer eingelegte Gurken und ähnliches. Nach neuesten medizinischen Erkenntnissen gebührt heute jedoch weniger dem Kochsalz als dem Magnesium Aufmerksamkeit. Alkoholische Getränke heben die Magnesiumausscheidung des Körpers kräftig an, bei schlechter Ernährungsversorgung reagiert der Körper am nächsten Tag mit Kopfdruck, Unkonzentriertheit bis hin zu Koordinationsschwierigkeiten. Das Bioelement Magnesium ist u. a. sehr wichtig für die Nervenfunktion.

Unser Tip: Vorbeugend bereits vor dem zu erwartenden Trinkgenuß ein Magnesium-Präparat einnehmen und am Abend noch vor dem Zubettgehen und ebenso zum Frühstück jeweils 1 Glas magnesiumreiches Mineralwasser trinken (der auf dem Etikett ausgewiesene Magnesiumgehalt sollte mindestens 100 mg pro Liter betragen!).

Magnesium – nicht nur für Sportler wichtig

Wer nach längerem Laufen oder Schwimmen einen schmerzhaften Wadenkrampf hat, wem nachts lästige Verkrampfungsschmerzen in den Beinen den Schlaf rauben, sollte wissen: Die gesteigerte muskuläre Übererregbarkeit mit ausgeprägter Neigung zu Muskelkrämpfen sowie Parästhesien (= Fehlempfindungen des Hautsinnes wie Ameisenlaufen, Pelzigsein, Kribbeln mit Schmerzcharakter) sind ein typisches klinisches Bild von Magnesiummangel.

Nächtliche Wadenkrämpfe sind ein ausgesprochen lästiges Übel wegen der oft unerträglichen Muskelschmerzen und der damit verbundenen Störung der Nachtruhe. Menschen im mittleren und höheren Lebensalter sind davon am häufigsten betroffen. Ob beim Auftreten von nächtlichen Wadenkrämpfen auch weitere Verursacher mitwirken, wird derzeit eingehend diskutiert. Da Magnesium die Krampfbereitschaft an der glatten Muskulatur generell herabsetzt, ist der Mineralstoff eine risikoarme, vernünftige Antwort auf die leidigen Beschwerden; denn es ist über ein gezieltes Magnesiumangebot eindeutig möglich, die Übererregbarkeit der Wadenmuskulatur nachhaltig zu dämpfen und zu normalisieren.

Fazit: Eine bewußte Auswahl magnesiumreicher Lebensmittel stellt die Basisversorgung mit diesem vielseitigen Mineralstoff sicher. Dem Nahrungsangebot stehen verschiedene Magnesiumpräparate zur Seite; im Zweifelsfall sollten Sie Ihren Arzt oder Apotheker fragen. Etwaige Durchfälle als Überdosierungserscheinung sind harmlos und verschwinden bei Senkung der zugeführten Magnesiummenge.

Jod(salz) für alle!

Deutschland ist ein Jodmangelgebiet. In kaum einem anderen Land ist der Jodmangel so verbreitet wie bei uns. Das liegt daran, daß der Jodgehalt unserer Böden und pflanzlichen sowie tierischen Lebensmittel sehr gering ist. Nur Seefisch und Meeresfrüchte sind eine gute und sichere Jodquelle.

1 Portion (150 g) enthält	mg Jod
Schellfisch	365
Seelachs	300
Scholle	285
Garnelen, Miesmuscheln	195

Jod ist ein lebenswichtiges Spurenelement und wichtig für die gesunde Schilddrüsenfunktion. Die Schilddrüse steuert durch jodhaltige Hormone die körperliche und geistige Entwicklung und viele Stoffwechselvorgänge. Eine lebenslange ausreichende Jodversorgung ist also äußerst wichtig, ganz besonders in der Kindheit und während der Schwangerschaft und Stillzeit. Mangelt es der Schilddrüse an Jod, dann vergrößert sie sich, ein Kropf kann entstehen. Die Tatsache, daß mehr als 10 Prozent der Bevölkerung eine tastbare Schilddrüsenvergrößerung aufweisen, zeigt, daß dringend etwas getan werden muß, um die Versorgung zu verbessern.

Wieviel Jod sollen wir aufnehmen?

Die Deutsche Gesellschaft für Ernährung (DGE) empfiehlt für Erwachsene eine tägliche Jodzufuhr von 200 Mikrogramm (= μg, Millionstel Gramm). Mit unbearbeiteten Lebensmitteln verzeh-

ren Erwachsene derzeit jedoch nur etwa 60 µg Jod. Um die Jodzufuhr zu steigern, sollten zweimal pro Woche Seefisch oder
Meeresfrüchte auf den Tisch kommen. Würde zum Salzen zu
Hause und in der Gastronomie jodiertes Speisesalz verwendet,
kämen durchschnittlich 20 µg Jod dazu. Würden mehr Bäcker
für Brot und Backwaren Jodsalz verwenden, brächte das weitere
50 µg, würden Wurst und Käse mit jodiertem Salz produziert, so
würde die Jodbilanz um weitere 30 µg verbessert. Die restlichen
40 µg Jod könnten alle anderen verarbeiteten Lebensmittel liefern – sofern bei ihrer Herstellung Jodsalz genommen würde. Es
wird also dringend an die Lebensmittelindustrie, die Bäcker und
Metzger appelliert, freiwillig Jodsalz anstelle des herkömmlichen
Speisesalzes zu verwenden.

Kritiker befürchten, daß mehr Jodsalz zu einer Überdosierung,
einer Jodallergie oder zu einer Überfunktion der Schilddrüse
führen könnte. »All diese Befürchtungen sind unbegründet!«
stellt Dr. Elisabeth Luttermann-Semmer von der DGE dazu fest.
»Man kann nicht zuviel Jod mit jodiertem Speisesalz essen. Um
die von der Weltgesundheitsorganisation für unbedenklich ange-
sehene Menge von 1 Milligramm Jod zu erreichen, müßte man
täglich über 50 Gramm Jodsalz essen, also mehr als 5 Eßlöffel
voll.«

Auch Menschen mit einer Jodallergie oder mit einer Schilddrüsen-Überfunktion können unbesorgt jodiertes Speisesalz verwenden. Krankheitssymptome oder gesundheitliche Beschwerden
werden erst durch sehr hohe Dosen ausgelöst, die mit jodiertem
Salz nicht zu erreichen sind. Im ganz seltenen Fall einer bislang
verborgen gebliebenen speziellen Art der Überfunktion kann die
Erhöhung der Jodzufuhr die Erkrankung zum Vorschein bringen. Diese sehr wenigen Menschen würden dann an einer langsam beginnenden, milden Form der Schilddrüsen-Überfunktion
erkranken. Eine akute Gefahr besteht für sie nur bei einer plötz-
lichen Zufuhr großer Jodmengen, zum Beispiel durch jodhaltige
Medikamente, Röntgenkontrastmittel, Desinfektionsmittel oder
Algenpräparate. Es ist also verantwortungslos, in Anti-Jod-Kam-
pagnen vor Jodsalz zu warnen.

Die öffentlich geförderte Ernährungsberatung und der Arbeitskreis Jodmangel setzen sich weiterhin dafür ein, daß in der Bundesrepublik alle Lebensmittel mit jodiertem Speisesalz hergestellt werden dürfen und daß die Menschen jodiertes Speisesalz benutzen, um sich vor Schilddrüsenerkrankungen und Jodmangel zu schützen.

Um die Versorgung mit Jod sicherzustellen, wird – außer dem Verzehr von Seefisch (etwa 1–2 Portionen pro Woche) – empfohlen:

■ Brot, Wurst, Käse und Fertigprodukte kaufen, die mit jodiertem Speisesalz (Jodsalz) hergestellt wurden,
■ im Haushalt jodiertes Speisesalz verwenden und
■ in Gaststätten und Kantinen nach Speisen fragen, die mit Jodsalz zubereitet wurden.

Was und wieviel schützt – was und wieviel nützt?

Die Diskussion um die Chancen und Risiken, mit Ernährung bzw. bestimmten Nährstoffen eine wirkungsvolle Vorsorge gegen die schwerwiegendsten Zivilisationserkrankungen wie Herz-Kreislauf-Erkrankungen oder Krebs zu betreiben, erhält laufend neue Impulse aus der Wissenschaft. Die Forschung in diesem Bereich hat bisher zu einigen Mikronährstoffen vielversprechende, umfangreiche (Teil-)Ergebnisse erbracht, für manch andere Substanzen ist lediglich ein Anfang in den Grundlagenerkenntnissen gemacht, der zu Hoffnungen auf weitere Untersuchungen Anlaß gibt. Abschließende Angaben zur genauen Dosierung einzelner Wirkstoffe werden qualifizierte Experten erst treffen, wenn ausreichende Daten und Belege nicht nur aus dem Labor, dem Tiermodell oder epidemiologischen Untersuchungen, sondern auch aus klinischen Studien vorliegen. Dennoch erlaubt der aktuelle Erkenntnisstand eine gewisse Orientierung, wo wir einige Schwerpunkte im Ernährungsverhalten setzen können. Nachfolgend seien die bisher aussagefähigen und nachvollziehbaren Empfehlungen aus der internationalen Fachwelt wiedergegeben.

Sinnvoller Vitaminschutz

Zu den antioxidativen Vitaminen liegen bisher mit Abstand die meisten positiven Erkenntnisse und Studienergebnisse vor. Zum normalen Forschungsalltag gehört auch, daß bei einer derartigen Fülle von Untersuchungen gelegentlich widersprüchliche Resultate verzeichnet werden. Derartige Befunde können immer nur aus der Interpretation der jeweiligen Studie abgeleitet werden und sind als Mosaiksteinchen innerhalb eines komplexen, langfristigen Erkenntnisprozesses zu werten. Die Materialien zur Untermauerung der grundsätzlichen Schutzfunktion der antioxidativen Vitamine sowie die Hinweise auf einen höheren Bedarf an diesen Substanzen überwiegen eindeutig und haben sich weiterhin verdichtet. Noch sind außerdem einige große klinische Studien nicht abgeschlossen, die die bisher gewonnenen Einsichten konkret belegen und eindeutigere Hinweise zu der für einen optimalen Schutz benötigten Menge liefern sollen. Aus der Gesamtheit des bisherigen Datenmaterials lassen sich aber schon jetzt durchaus alltagstaugliche, seriöse Hinweise auf prophylaktische Ernährungsmaßnahmen für den Vitaminsektor ableiten. Maßgebliche Wissenschaftler und wissenschaftliche Fachgesellschaften sind sich in folgenden Punkten weitgehend einig:

■ Die antioxidativ wirksamen Vitamine E, C und Beta-Carotin wirken als Radikalfänger. Deshalb haben sie besondere Bedeutung für den Schutz von Zellen und Geweben gegen oxidative Schäden, die für die Entstehung von Krebs und Herz-Kreislauf-Erkrankungen, Arteriosklerose, Grauem Star und weiteren biologischen Alterungsprozessen im Organismus mit verantwortlich sind.

■ Eine besonders gute Versorgung mit Antioxidantien ist erforderlich, um »oxidativen Streß« zu vermeiden, d. h. im Körper ein Gleichgewicht zwischen Sauerstoffradikalen in der organisch benötigten Menge und einer funktionierenden Abwehr gegen einen schädlichen Überschuß an freien Radikalen zu gewährleisten. Die Einflüsse von Umweltbelastung, UV-Strahlung, Zigarettenrauch, Alkohol, Medikamente, starke körperliche Belastung oder Eingriffe wie Operationen be-

wirken eine erhöhte Radikalen-Belastung und damit ein besonderes Risiko für »oxidativen Streß« im Organismus.

■ Hinsichtlich der Dosierungsfrage werden für die antioxidativen Vitamine nach heutigem Erkenntnisstand Mengenberei-
che angegeben. Sie zeigen auf, innerhalb welcher Größenord-
nungen man im allgemeinen Durchschnitt eine wünschenswerte Anreicherung im Blut und im Gewebe erwarten kann.
Wie alle Werte, die für Vitamin-Dosierungen genannt werden, sind auch diese als Richtlinien zu verstehen. Der einzelne
menschliche Organismus muß individuell im Rahmen seiner
Risiken für eine Erkrankung betrachtet werden. Sein Bedarf
kann höher oder niedriger liegen, auch in Abhängigkeit
davon, wie die Vitamine (beispielsweise Beta-Carotin) im einzelnen Körper auf unterschiedliche Weise aufgenommen und
umgesetzt werden. Die nachfolgende Tabelle (Zufuhrempfehlungen für die Vitamine C und E und Beta-Carotin) gibt
einen Überblick, in welcher Bandbreite sich die Dosierungen
für eine Prävention durch antioxidative Vitamine bewegen.

Die Tabelle auf S. 62 (Empfehlungen schützender Mengen für
die Vitamine C und E und Beta-Carotin) gibt einen Überblick,
in welcher Bandbreite sich die Dosierungen für eine Prävention
durch antioxidative Vitamine bewegen.

Im Oktober 1994 fand in Berlin der 2. Internationale Kongreß
»Antioxidative Vitamine und Beta-Carotin in der Krankheitsvor-
beugung« statt. Dort erklärten weltweit renommierte Forscher
wie die Epidemiologin Dr. Gladys Block, Berkeley, USA, oder
der Onkologe Prof. Manfred Steiner, Pawtucket, USA, daß man
anhand der mittlerweile vorliegenden Fülle von Erkenntnissen
davon ausgehen könne, daß auch für gesunde Personen die vorbeugende Einnahme zusätzlicher Vitamine in Maßen sinnvoll
sein könne.

Vitamin-Megadosen und Sicherheitsfragen – die ewigen Mißverständnisse

An dieser Stelle muß auf die mißverständlichen Darstellungen und Verunsicherungen des Verbrauchers eingegangen werden, die sich in einem Teil der öffentlich geführten Diskussion um Nutzen und Risiken von Vitaminen hartnäckig halten.

Mißverständnis Nummer eins:

Das Mega-Dosen-Syndrom
Die zur Prophylaxe oxidativer Schäden und degenerativer Erkrankungen empfohlenen Vitaminmengen sind entgegen aller gelegentlich ins Spiel gebrachten Aussagen hierüber *keine Mega-Dosen*. Die genannten Schutzmengen liegen bei maximal dem Zwei- bis Zehnfachen der für die normale Gesundheit des Organismus derzeit offiziell empfohlenen Werte. Unter Mega-Dosen sind nur die Mengen zu verstehen, wie sie von den Vertretern bestimmter, in der Fachwelt kontrovers diskutierter Theorien, wie beispielsweise den orthomolekularen Medizinern gefordert werden, die sich auf den amerikanischen Chemiker Linus Pauling berufen. Diese liegen in der Tat teilweise nicht mehr im Milligramm –, sondern im Grammbereich und damit in einer Größenordnung, deren Nutzen für die Gesundheit bei täglicher Aufnahme nicht zweifelsfrei wissenschaftlich belegt ist. Unbeschadet und völlig unabhängig von der Diskussion um einen dauerhaften Zellschutz gibt es für Vitamin C auch seriöse Grundlagen, die in besonderen Situationen zur Infektabwehr kurzfristige Dosierungen von ca. einem Gramm sinnvoll erscheinen lassen. Hierauf geht das Buch an anderer Stelle ausführlich ein (siehe S. 121ff.).

Generell sind in der Fachwelt die in der Tabelle »Vitaminzufuhrempfehlungen…« (S. 66ff.) aufgeführten Werte für die Mangelverhütung, Krankheitsprävention und Therapie (verschreibungspflichtig) sowie für den Sicherheitsbereich anerkannt und maßgeblich.

Mißverständnis Nummer zwei:

Die Überdosierungspanik
Die häufig grob verallgemeinernde Aussage über eine Gesundheitsgefährdung durch »hochdosierte Vitamine« ist unmittelbar an die – zu Recht umstrittenen – oben beschriebenen »Mega-Dosen« geknüpft. Sie hat jedoch in der Diskussion um die Mengen, die an antioxidativen Vitaminen zur Krankheitsprophylaxe als wünschenswert erachtet werden, nichts zu suchen. Im Zusammenhang mit Zellschutz geht es allein um die Vitamine C, E und das Beta-Carotin. Diese drei Substanzen haben einen so großen Sicherheitsbereich (vgl. tabellarische Übersicht), daß die zur Prophylaxe empfohlenen Mengen auch bei Langzeitanwendung als unbedenklich anzusehen sind. So wurden beispielsweise bei Beta-Carotin selbst unter dauerhafter Einnahme von 180 mg täglich, also dem 90fachen der derzeitigen DGE-Empfehlungen, keine schädlichen Nebenwirkungen beobachtet.

Bei den meisten Vitaminen ist die Sicherheitsfrage im oberen Dosierungsbereich, wie er für die Behandlung bestimmter Erkrankungen angezeigt ist, von Bedeutung. Diese Mengen haben sozusagen Arzneimittelwirkung und sind daher auch eindeutig nicht zur Selbstbehandlung gedacht, sondern zum Einsatz unter ärztlicher Kontrolle. Sie unterliegen außerdem der Verschreibungspflicht. Vitamine, die rezeptfrei erworben werden können, sind so dosiert, daß sie bei vorschriftsmäßiger Anwendung nicht schaden. Alle in Lebensmitteln zugesetzten oder in allgemein frei verkäuflichen Präparaten angebotenen Vitaminzubereitungen zur *Nahrungsergänzung* sind gesetzlich als Lebensmittel eingestuft. Einige Vitaminpräparate haben Arzneimittel-Status.

Selbstverständlich ist der Lebensmittelcharakter niedrig dosierter Vitaminprodukte kein Freibrief, diese nach eigenem Gutdünken unbegrenzt zu sich zu nehmen. Bei den Vitaminen A und D sollte man eigenverantwortlich täglich nie mehr als das Fünffache der von der DGE empfohlenen Tagesdosis (vgl. Übersichtstabelle) zu sich nehmen. Bei diesen fettlöslichen Vitaminen ist in der Tat die Toxizitätsgrenze schnell erreicht. Deshalb sind sie auch meist nur als genau dosierbare Einzelsubstanzen erhältlich und sind nicht in Kombinationen mehrerer Vitamine wie bei-spielsweise Multivitaminzubereitungen enthalten. Die Vitamine A und D unterliegen strengsten lebens- bzw. arzneimittelrecht-lichen Bestimmungen. Vitamin-K-Präparate sind immer Arznei-mittel. Vitamin A kommt allerdings auch in Leber in so hoher Konzentration vor, daß normale, gesunde Menschen nicht täg-lich davon essen und Schwangere oder Stillende mit Rücksicht auf ihr Baby ganz auf Leber verzichten sollten.

Zu den in der Öffentlichkeit häufig auftretenden Fehlerquellen gehört auch die Verwechslung von Vitamin A mit Beta-Carotin. Eindeutig gesprochen: Beta-Carotin ist nicht Vitamin A. Es hat auch nicht entfernt die bei Vitamin-A-Mißbrauch auftretenden unerwünschten Auswirkungen. Auf seine Sicherheit wurde be-reits mehrfach eingegangen. Es ist unbedenklich und kann auch zu keiner Vitamin-A-Überdosierung führen, da es der Körper nur in den Mengen zu Vitamin A umwandelt, die er gerade benötigt.

Bei Vitamin E und den wasserlöslichen Vitaminen (B-Gruppe und C) dauert es wesentlich länger, bis riskante Mengen bzw. Dosierungen mit Arzneimittelcharakter erreicht werden. Grund-sätzlich empfiehlt es sich, alle Überlegungen, Vitamine über eine maßvolle prophylaktische Dosierung hinaus einzunehmen, mit seinem Arzt oder Apotheker zu besprechen.

Horrormeldungen über Vergiftungs- und Todesfälle durch Vit-amine gehen entweder auf wenige in der ganzen langen Vitamin-geschichte vorgefallene individuelle Einzelvorkommnisse von ex-tremem Mißbrauch zurück – und zwar die gleichen immer wieder aufgewärmten alten Geschichten – oder auf Zufälle wie den übermäßigen Verzehr von Eisbärenleber durch Eskimos. Eis-bärenleber enthält Vitamin-A-Konzentrationen, die selbst bei uns handelsübliche Präparate übertreffen.

... und jede Menge weiterer Antioxidantien?

Wie bereits dargelegt wurde, wartet die Ernährungsforschung bei anderen antioxidativen Mikronährstoffen noch auf Daten, ins-besondere am Menschen, die die Wirkmechanismen stärker er-hellen und auch Aussagen über die Zufuhrmengen zulassen.

Auf der Basis des bisher vorliegenden Wissens über das bereits intensiver untersuchte Spurenelement Selen und seine prophylaktisch relevante Wirkung kann nach Maßgabe der DGE eine erhöhte Zufuhr nicht empfohlen werden. Mehr als 100 Mikrogramm täglich sollte man sicherheitshalber nicht aufnehmen.

Ballaststoffe – grammweise

Die DGE empfiehlt zur Aufrechterhaltung eines gesunden Organismus mindestens 30 g Ballaststoffe täglich. Als optimale Mengen zur Vorbeugung von Stoffwechselerkrankungen oder Darmkrankheiten bis hin zu Darmkrebs werden in der Fachwelt 30–100 g pro Tag diskutiert. In Untersuchungen konnte mit 50–60 g Ballaststoffe täglich der Cholesterinspiegel nachweislich gesenkt werden.

Essen für die Gesundheit – nur noch mit Tabellen und Computerberechnungen?

Im vorangegangenen Kapitel wurden viele Einzelheiten aufgeführt über den Beitrag, den bestimmte Nährstoffe zum Schutz gegen degenerative Zivilisationserkrankungen, insbesondere die Haupttodesursachen Herz-Kreislauf-Erkrankungen und Krebs, leisten können. Dabei wurde im wesentlichen auf die Vitamine, Mineralstoffe und andere Nahrungsbestandteile eingegangen, die von wissenschaftlicher Seite gründlich erforscht wurden und über die zumindest innerhalb gewisser Grundlagen gesicherte Erkenntnisse vorliegen. Es gibt gerade auf dem Ernährungssektor noch eine Fülle von Ansätzen darüber hinaus, verschiedenartigen Stoffen in der Nahrung eine gesundheitsfördernde Wirkung zuzuschreiben. Auf sie alle einzeln einzugehen, würde zu keinen praktisch verwertbaren Ergebnissen führen, solange nicht wissenschaftlich haltbare, aussagefähige Daten für eine Diskussion um ein Für und Wider bereitstehen.

Allein die Informationen, die dieses Buch für den Verbraucher bereithält, reichen, um die Frage nach der Alltagstauglichkeit dessen, was in Fachkreisen erarbeitet wird, zu stellen: Sollen wir nur noch mit der Lebensmitteltabelle in der Hand einkaufen gehen, um gezielt »gesunde« Nahrungsmittel auszuwählen? Schaffen wir uns ein Programm für den Heimcomputer an, mit dessen Hilfe wir künftig unsere täglichen Ernährungsfahrpläne zusammenstellen? Resignieren wir und essen weiter, ohne uns über die Ernährung Gedanken zu machen, was wir gerade kriegen können und worauf wir Lust haben, und besänftigen unser schlechtes Gewissen, indem wir vorsichtshalber noch eine Extraportion Vitamine, Mineralstoffe, Ballaststoffe etc. in Form von Präparaten einnehmen?

Die Antwort heißt: Besonnenheit bewahren. Kein noch so ausgeklügeltes Patentrezept oder zusätzliche Rationen einzelner Nähr-

stoffe garantieren Gesundheit bis ins hohe Alter oder gar Lebens-
verlängerung. Berücksichtigt man jedoch einige einfache Leit-
linien, vergrößert man die Aussichten, länger gesundzubleiben
und dadurch an Lebensqualität auch im Alter zu gewinnen:

■ Versuchen, den Einflüssen, die die Bildung freier Radikale för-
  dern, auszuweichen oder sie zu minimieren. Das betrifft vor-
  nehmlich:
  – Rauchen,
  – Alkohol,
  – Sonnenbäder,
  – Umweltgifte,
  – Arzneimittel,
  – operative Eingriffe und
  – extreme körperliche Belastungen.

■ Versuchen, den antioxidativen Schutz gegen freie Radikale
  auszubauen (z. B. auch bei Leistungssport).

■ Mit dem Schutz durch Vitamine, Mineralstoffe und andere
  Nährstoffe frühzeitig beginnen. Das Wissen um die positiven
  Wirkungen bestimmter Nahrungsbestandteile unverzüglich in
  die Praxis umsetzen. Da gerade Krebs und Herz-Kreislauf-
  Erkrankungen über einige Jahre hinweg langsam entstehen, ist
  die Chance, gesund zu bleiben, um so größer, je früher die
  Prävention einsetzt.

■ Nicht nur auf *eine* Substanz zur Gesunderhaltung setzen. Die
  beste Wirkung entfalten die Schutznährstoffe in Kombination, da sie sich gegenseitig in ihren Funktionen im Organismus ergänzen.

Einige Faktoren, durch die die oxidative Belastung des Organismus vergrößert wird, kann man bewußt ausschalten oder gering
halten, wie beispielsweise den Konsum von Tabak, Alkohol und
Medikamenten oder den Aufenthalt in der Sonne. Andere Umstände kann man weniger beeinflussen oder ihnen kaum entgehen, wie etwa den Schadstoffen in der Umwelt.

Eine gezielte Ernährung mit Schutznährstoffen und Ballaststoffen
benötigt etwas Aufmerksamkeit. Die Auswahl an Lebensmitteln
ist groß, wie allein schon nachfolgende Tabelle am Beispiel der
antioxidativen Vitamine zeigt.

Antioxidative Vitamine in ausgewählten Lebensmitteln

(☺ = hoher, 😐 = mittlerer, ☹ = niedriger Vitamingehalt)

	Durchschnittl. Portion	Beta-Carotin	Vitamin C	Vitamin E
Früchte	Ananas		☹	☹
	Apfel		☹	
	Aprikose	😐	☹	
	Banane		☹	
	Erdbeeren		☺	
	Grapefruit		☺	
	Honigmelone	☺	☺	
	Kiwi		☺	
	Orange		☺	
	Pfirsich	😐	☹	
	Wassermelone	😐	😐	
Gemüse	Blumenkohl		😐	
	Brokkoli	😐	😐	☹
	Erbsen		😐	
	Grüne Paprika		😐	
	Karotten	☺	☹	
	Kartoffeln		😐	
	Rosenkohl		😐	☹
	Rote Paprika	😐	☺	
	Spinat	😐	☹	☹
	Tomaten	☹	😐	☹
	Weißkohl		😐	

	Durchschnittl. Portion	Beta-Carotin	Vitamin C	Vitamin E
Nüsse	Erdnüsse			☺
	Haselnüsse			☺
	Mandeln			☺
	Sonnen-blumenkerne			☹
	Walnüsse			☹
Diverses	Fisch, z. B. Makrele			☹
	Margarine			☹
	Mayonnaise			😐
	Sonnen-blumenkernöl			😐

Die Faustregeln für eine Ernährungsweise, die reich an schützenden Stoffen ist, lauten:

■ mindestens fünf Obst- und/oder Gemüseportionen täglich, möglichst roh oder schonend gedünstet in den Speiseplan einbauen (für Vitamine C, E und Beta-Carotin, sekundäre Pflanzeninhaltsstoffe sowie Ballaststoffe);

■ Weizenkeim- oder Sonnenblumenkernöl sowie Nüsse und Mandeln bevorzugen (für die Vitamin-E-Versorgung);

■ jeden Tag möglichst viel Vollkornprodukte und Getreideerzeugnisse verzehren, beispielsweise Müsli und Haferflocken und insbesondere spezielles selenhaltiges Brot (für Mineralstoffe/Selen, Ballaststoffe und einige B-Vitamine); 4 Scheiben Vollkornbrot liefern ca. 20 Gramm Ballaststoffe;

■ täglich Milch, Milchprodukte oder Käse (für Calcium);

■ Fleisch, Geflügel und Fisch als Ergänzung für Selen-Aufnahme, B-Vitamine und Jodversorgung 2–3mal pro Woche.

Damit bekommt der Körper im Durchschnitt alle Schutzstoffe, die ein normaler gesunder Mensch benötigt. Generell gilt: Kein

Lebensmittel ist im Grunde »ungesund« – nur manche bieten einen besonders guten Schutz vor Erkrankungen.

An dieser Stelle sei nochmals ein besonderer Hinweis zum Thema Krebserkrankungen gestattet: Alle Ausführungen zur Funktion der Schutznährstoffe in diesem Buch beziehen sich auf die Verhütung von Tumoren im gesunden Organismus. Im Falle einer bestehenden Krebskrankheit sind alle Schritte in der Ernährung, auch eine gezielte Nährstoffzufuhr, individuell auf die jeweilige Therapie abzustimmen und nur unter ärztlicher Kontrolle vorzunehmen. Eine therapeutische Wirksamkeit von Vitaminen und Mineralstoffen bei Krebs wurde bisher nicht nachgewiesen. Diese Nährstoffe können die Therapiemaßnahmen zur Krebsbekämpfung lediglich unterstützen.

Vitamine (und Mineralstoffe) sind empfindlich

Vitamine sind empfindliche Substanzen: Die meisten sind wasserlöslich und gehen auf diese Weise beim Waschen und Kochen von Lebensmitteln verloren. Einige Vitamine sind empfindlich gegen Licht, andere gegen Luftsauerstoff oder Wärme. Lagerung, Verarbeitung und Zubereitung von Lebensmitteln vermindern daher den Gehalt an Vitaminen.

»Frischgemüse« – nicht gleich erntefrisch

Gemüse oder Obst – gleich ob vom Gemüsemann an der Ecke oder aus dem Supermarkt – haben teilweise weite Transportwege zurückgelegt. Bei zu langer oder falscher Lagerung während des Transports und im Handel kann das Produkt bereits hohe Vitaminverluste erlitten haben. Kopfsalat beispielsweise verliert schon nach zwei Tagen Lagerung bei Zimmertemperatur fast die Hälfte seines Vitamin-C-Gehaltes, bei Spinat sind es sogar rund 80 Prozent und bei Blumenkohl immerhin ein Viertel des Vitamin-C-Gehaltes. Die Vitamin-C-Verluste im Gemüse sind allgemein um so größer, je höher die Lagertemperatur und je länger die Lagerzeit. Die falsche Lagerung von Obst und Gemüse – natürlich auch zu Hause – kann bereits alle Bemühungen um eine vitaminschonende Zubereitung zunichte machen, denn es gibt nicht mehr viel zu schonen.

Tatort Küche

Nicht nur der Lebensmitteleinkauf, sondern auch die Nahrungszubereitung entscheidet über die Qualität unserer Ernährung. Je länger die genannten Einflüsse auf ein Lebensmittel einwirken können, desto größer werden die Verluste. So nimmt der Vitamingehalt bei der Lagerung von Lebensmitteln und beim Warmhalten von Speisen ab, wasserlösliche Nährstoffe zum Beispiel – wie Kalium und Magnesium – werden ausgeschwemmt. Auch der Verlust an wasserlöslichen Vitaminen ist um so höher, je länger das Gemüse im Wasser liegen bleibt. Fließendes Wasser »extrahiert« die Vitamine und Mineralstoffe noch schneller.

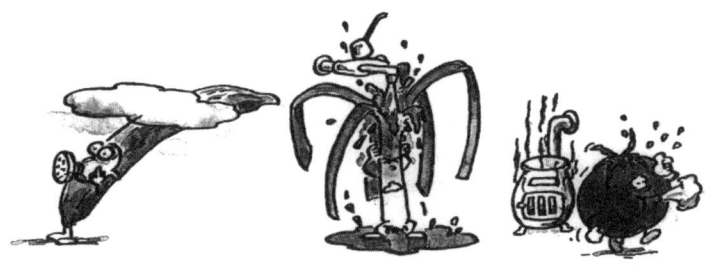

Rohkost ist gesund, stellt aber nicht immer die Lösung des Problems dar. Zwar ist der Nährstoffgehalt in ihr am höchsten, doch müssen manche Lebensmittel, zum Beispiel Kartoffeln und Hülsenfrüchte, gegart (gekocht) werden, damit sie verträglich sind und ihre Inhaltsstoffe besser ausgenutzt werden können.

Die Vitamine B_1 Folsäure, Pantothensäure und C sind am empfindlichsten, wie die durchschnittlichen Vitaminverlustraten bei der haushaltsüblichen Zubereitung zeigen.

Vitaminverluste bei der Nahrungszubereitung

Vitamin A	20 %	Vitamin B6	20 %
Vitamin E	10 %	Pantothensäure	30 %
Vitamin B1	30 %	Folsäure	35 %
Vitamin B2	20 %	Vitamin C	30 %

Längeres Warmhalten von Gerichten verursacht weitere Vitaminverluste, die zum Beispiel bei Vitamin C 50 bis 70 Prozent betragen können.

Die Vitaminversorgung sichern

Vitaminverluste beim Transport von Lebensmitteln und bei der Lagerung im Handel lassen sich nicht kontrollieren. Sie sind aber bei Tiefkühlkost gering. Verluste beim Kochen sind zwar unvermeidlich, lassen sich jedoch reduzieren. Deshalb nachfolgend einige Tips, was Sie selbst tun können, um trotzdem gut mit Vitaminen (und auch Mineralstoffen) versorgt zu sein:

■ Lebensmittel erst unmittelbar vor dem Verzehr zubereiten.

■ Beim Putzen und Schälen nur das Nötigste entfernen.

■ Kurz, aber gründlich vor dem Zerkleinern waschen, zum Beispiel Kartoffeln und Kohlrabi.

■ Lebensmittel nicht stärker zerkleinern als notwendig, bis zum Verzehr bzw. bis zur Weiterverarbeitung abdecken.

■ Nährstoffschonend garen (dünsten, in Folie, im Wok oder im Tontopf garen oder dämpfen). Beim Kochen und Schmoren die Kochflüssigkeit und den Bratensaft mitverwenden. Dünsten und Dämpfen bekommt jedem Gemüse am besten. Übrigens, genauso sanft und schonend ist die Mikrowelle.

■ Temperatur und Kochzeit dem Lebensmittel anpassen, es nicht übergaren.

■ Langes Warmhalten von Speisen vermeiden, lieber abkühlen lassen, dann wieder aufwärmen.

■ Nicht verzehrte Lebensmittel sofort so kühl wie möglich stellen (Kühlschrank).

Gesund genießen

Wer alle Empfehlungen beherzigt, bewahrt den Nährwert und den Geschmack der Speisen optimal. Dadurch läßt sich oft auch Kochsalz reduzieren, da der Eigengeschmack der Lebensmittel besser erhalten bleibt. Ausgelaugte und zu lange gekochte Lebensmittel schmecken fad und zwingen häufig zum Nachsalzen.

Vitamin- und Mineralstoffpräparate – nicht Lebensmittelersatz, sondern Nahrungsergänzung

Vitamin- und Mineralstoffpräparate ersetzen grundsätzlich nicht eine vielseitige, ausgewogene Ernährung und sollten auch nicht als Alibi für einseitige Eßgewohnheiten oder bekanntermaßen schädliche Verhaltensweisen wie Rauchen mißverstanden werden.

Sinnvoll können sie zusätzlich zur Anwendung kommen, wenn sie als das eingesetzt werden, was sie sind, nämlich Nahrungsergänzungen für besondere Umstände und Risikosituationen, wie:

- Schwangerschaft,
- Stillzeit,
- körperlicher Streß,
- Infektionsgefahr,
- Wachstum,
- Alter,
- Krankheiten, Genesung,
- erhöhte körperliche Aktivität oder Beanspruchung,
- mangelnde Gelegenheit oder eingeschränkte Möglichkeit, ausgewogen zu essen,
- Schlankheitsdiäten,
- Unverträglichkeiten oder Abneigung gegenüber bestimmten Lebensmitteln,
- Rauchen,
- starker Alkoholkonsum oder
- laufende Medikamenteneinnahme.

Bei manchen Nährstoffen lassen sich die höheren Dosen, die für eine Krankheitsprophylaxe wünschenswert wären (s. Empfehlungstabelle), nicht mehr ohne weiteres durch Ernährungsmaßnahmen abdecken. Präventive Mengen an Vitamin E sind mit dem zumutbaren Verzehr von Ölen oder Nüssen kaum zu erzielen. Ähnliches gilt für Beta-Carotin, bei dem in Deutschland im Durchschnitt nicht einmal die von der DGE empfohlenen zwei Milligramm momentan erreicht werden. Eine Diskussion um die bessere Wirksamkeit natürlicher oder synthetischer Vitamine ist überflüssig: Die Substanzen sind chemisch gesehen von ihrer Struktur her baugleich, evtl. Unterschiede in der Bioverfügbarkeit so geringfügig, daß sie vernachlässigt werden können. Beta-Carotin isoliert ist genauso wirksam wie das in der Möhre, Vitamin C isoliert wirkt ebensogut wie in der Orange. Die Thesen von der Überlegenheit natürlicher Quellen als Vitaminlieferanten lassen sich wissenschaftlich bisher nicht belegen. Am Beispiel der Karotte zeigt sich sogar, daß sie zwar reichlich Beta-Carotin enthält, das jedoch fest in der Pflanzenfaser eingeschlossen ist und nur zu einem geringen Teil bei den üblichen Zubereitungsarten als Gemüse oder Salat vom Körper verwertet werden kann – mit Ausnahme von ganz fein pürierten Möhren, wie sie sich beispielsweise in Babykost finden.

Die sekundären Pflanzenstoffe haben ihre eigene Bedeutung in der natürlichen Ernährung, verbessern jedoch als Begleitstoffe die Vitaminwirksamkeit im Organismus bisher nicht nachweislich. Bei der Auswahl von Präparaten sollte man daher beachten, daß sie
- für eine vorbeugende Anwendung entsprechend dosiert sind;
- möglichst eine sich ergänzende Kombination (beispielsweise die Vitamine C, E und Beta-Carotin) enthalten.

Abzuwägen ist generell, welche besondere Ernährungssituation vorliegt oder ob bestimmte Lebensumstände wie Schlankheitsdiäten, Wachstum oder Alter eine besondere Bedarfssituation verursachen.

Beta-Carotin-Monopräparate können bei Personen mit lichtempfindlichem Hauttyp die Sonnenbrandgefahr verringern. Ihre Verwendung kann zu einer Gelbfärbung der Haut insbesondere an den Handflächen und Fußsohlen führen, die harmlos ist und nach Absetzen wieder verschwindet.

Vitamin-C-Monopräparate sind vor allem in Zeiten, in denen die Gefahr für grippale Infekte (»Erkältungen«) besonders groß ist, bzw. zur Unterstützung der Abwehrkräfte während eines Infektes oder bei Rauchern angezeigt.

Vitamin-E-Monopräparate können vor allem bei erhöhten Blutfettwerten bzw. dem Risiko einer koronaren Herz-Krankheit (KHK) sowie zur begleitenden Therapie bei Rheuma sinnvoll eingesetzt werden.

B-Vitamin-Gaben können bei Risikogruppen wie etwa jungen Frauen oder älteren Menschen zur Verbesserung der Versorgung beitragen.

Multivitamin-/Mineralstoff-Präparate enthalten in der Regel kein Vitamin A, Vitamin D oder Vitamin K, so daß sie von normalen, gesunden Menschen nach Vorschrift unbedenklich eingenommen werden können. Sie sind mehr zur allgemeinen Sicherstellung des grundsätzlichen Vitaminbedarfs gedacht und enthalten keine speziell auf Zellschutz angelegten Dosen an Vitamin E, C und Beta-Carotin. Diese drei Wirkstoffe sind separat in gesonderter Kombination erhältlich.

Vitamin-A- und -D-Mono-Präparate sollten zur Vermeidung einer Überdosierung nur genau nach Vorschrift eingenommen werden.

Folsäurepräparate können den erhöhten Bedarf in der Schwangerschaft abdecken oder eine ungenügende Versorgung bei Jugendlichen oder Frauen, die hormonelle Verhütungsmittel (»Pille«) verwenden, ausgleichen. Insbesondere Frauen, die eine Schwangerschaft planen, sollten bereits vor der Empfängnis Folsäure oder ein Multivitaminpräparat einnehmen, das Folsäure enthält.

Frei verkäufliche Vitamin- und Mineralstoffpräparate sind zum großen Teil rechtlich als Lebensmittel (Dosierung bis zu dreifacher DGE-Empfehlung) zugelassen – also keine Arzneimittel.

Über die Dosierung und Zusammensetzung, über Nutzen und Risiken von Nahrungsergänzungspräparaten kann man sich individuell vom Apotheker oder Arzt beraten lassen.

Schwangere, Stillende und Kranke sollten die Verwendung von Vitaminzusätzen immer mit ihrem Arzt abstimmen.

Isoliert angeboten werden auch Ballaststoffe in Form von Weizenkleie, Haferkleie o. ä. Sie können in Fällen von Problemen mit dem Stuhlgang oder einem zu hohen Cholesterinspiegel hilfreich sein. Vorsicht ist bei der Anwendung geboten: Sie müssen mit reichlich Flüssigkeit aufgenommen werden, um im Darm in der erwünschten Weise quellen zu können. Anderenfalls saugen sie zuviel Wasser aus dem Speisebrei, so daß dieser zu hart wird und ein Darmverschluß droht. Außerdem können Ballaststoffe auch nützliche Mineralstoffe wie Calcium oder Eisen binden. Nicht isolierte Lebensmittel, die reich an Ballaststoffen sind, enthalten glücklicherweise zugleich so viele Mineralstoffe, daß genügend Vorrat zum Ausgleich vorhanden ist.

Schlagworte »Functional Food«, »Designer Food«

Einige handelsübliche Lebensmittel sind mit Vitaminen und Mineralstoffen angereichert. In ihrer Dosierung folgen sie wie die Präparate dem Grundsatz, bis zum Dreifachen der von der DGE empfohlenen Tagesmenge mit einer Ration zur Verfügung zu stellen. Bestimmte Lebensmittel, die unter die Diätverordnung fallen, müssen sogar nach entsprechenden Vorschriften Vitamin- und Mineralstoffzusätze haben. Nur so können beispielsweise Fertigzubereitungen, die zur Gewichtsabnahme gedacht und in ihrem Energie-(Kalorien-)gehalt reduziert sind, die Deckung des normalen Tagesbedarfs an diesen Mikronährstoffen gewährleisten. Außer den diätetischen Lebensmitteln für Übergewichtige gibt es noch angereicherte Produkte für Personen mit bestimmten Stoffwechselstörungen, sogenannte bilanzierte Diäten. Auch Säuglingsnahrung bzw. Fertigmahlzeiten für Kleinkinder unterliegen der Diätverordnung.

Manche Lebensmittel des täglichen Bedarfs enthalten ohne diätetische Erfordernisse Vitamin- und/oder Mineralstoffzusätze. Auch sie können teilweise sinnvoll eingesetzt werden, um als Ergänzung des normalen Speiseplans zu einer ausgewogenen Ernährung beizutragen und ggf. Bedarfslücken zu schließen. Hier bieten sich insbesondere angereicherte Fruchtsäfte, beispielsweise Multivitaminsäfte oder Frühstückscerealien (Flocken u. ä.) an, die noch einen Teil der weiteren natürlich vorkommenden Nahrungsbestandteile, z. B. Ballaststoffe, mitliefern. Auf allen angereicherten Lebensmitteln muß der Gehalt an Vitaminen oder Mineralien deklariert sein. Auf den Etiketten finden sich Angaben, mit welchen Mengen des Produkts der Tagesbedarf gedeckt werden kann. Auch hier wird bis maximal zur dreifachen Menge der DGE-Empfehlungen dosiert. Die Vitamine A und D werden bei nicht-diätetischen Lebensmitteln nur Margarine und Brotaufstrichen, die »Mischfetterzeugnisse« heißen, zugesetzt. Derartige Streichfette werden auch nur in geringen Mengen konsumiert. Aufgrund der strengen Lebensmittelgesetzgebung in Deutschland können angereicherte Lebensmittel unbedenklich verzehrt werden.

Die Schlagworte »Functional Food« und »Designer Food« sind nicht auf das Gros der handelsüblichen vitaminierten oder mineralisierten Lebensmittel ausgerichtet. Gemeint sind mit diesen neueren Begriffen Lebensmittel, die so zusammengesetzt, also »designed« sind, daß sie gezielt (functional) Nährstoffe zur Verhütung ernährungsabhängiger Erkrankungen liefern. Hier steht die technologische Entwicklung noch ganz am Anfang. Ein Schritt in diese Richtung wurde mit der Einführung von jodiertem Speisesalz getan, um den verbreiteten Jodmangel in Deutschland zu beheben und den damit einhergehenden Schilddrüsenerkrankungen (Kropf) vorzubeugen. Noch verschwindend gering ist beispielsweise ein Angebot an Lebensmitteln mit prophylaktisch relevanten Zusätzen an den Vitaminen C, E und dem Beta-Carotin. Immerhin enthalten Multivitaminsäfte bemerkenswerte Dosen an Beta-Carotin, mit denen man durchaus die derzeit diskutierten wünschenswerten Zufuhrmengen für eine Krebsprophylaxe erreicht. Einige Wissenschaftler fordern mehr gezielt mit Schutznährstoffen angereicherte Lebensmittel.

Beta-Carotin, Vitamin C, E & Co. – kein Ersatz für eine gesunde Lebensweise!

Auch wenn es überzeugende Beweise für die vorbeugende Wirkung dieser drei Schutznährstoffe gibt, eine gesunde Lebensweise können sie nicht ersetzen, wie das Beispiel der ausbleibenden Schutzwirkung bei Personen zeigte, die schon jahrelang geraucht hatten. Es ist deshalb sinnvoll, die folgenden Empfehlungen zu beachten und durch eine Ernährung, die reich an Vitaminen und Mineralstoffen, Ballaststoffen sowie sekundären Pflanzenwirkstoffen ist, einen optimalen Gesundheitsschutz aufzubauen – individuell durch eine Nahrungsergänzung unterstützt.

Besser nicht!

- Verzichten Sie aufs Rauchen.
- Trinken Sie möglichst wenig Alkohol.
- Vermeiden Sie anstrengende und/oder sportliche Aktivitäten bei hoher Ozonbelastung und bei starkem Autoverkehr in Großstädten.
- Fragen Sie vor einer Röntgenuntersuchung Ihren Arzt, ob diese unbedingt notwendig ist.
- Setzen Sie sich nicht zu häufig und zu lange dem Sonnenlicht aus. Vermeiden Sie die starke Sonne in der Mittagszeit.

Bitte, ja!

- Steigern Sie Ihren Obst-, Gemüse- und Salatverzehr.
- Essen Sie mehr Vollkornprodukte.
- Trinken Sie reichlich Mineralwasser; verdünnte Säfte, Tee und Molkengetränke sind gute Durstlöscher.
- Schützen Sie Ihre Haut mit Pflegeprodukten, die einen (hohen) Lichtschutzfaktor aufweisen, bei starker Sonneneinwirkung eventuell mit einem »Sonnenblocker«.
- Bleiben Sie körperlich aktiv, und schützen Sie Ihren Körper bei intensivem Training durch eine Antioxidantien-Kombination.
- Geben Sie Ihrem Körper genug Erholungszeit. Schlafen Sie mindestens sieben Stunden.

Glossar

A-Vitaminose: von lat. »ab« = »weg«: totales Fehlen von Vitaminen, Nichtvorhandensein von Vitaminen im Körper

Analgetika: Schmerz(arznei)mittel

anorganisch: Gegenteil von organisch (= belebt); anorganische Nahrungsbestandteile sind die Mineralstoffe

Antazida: (Magen-)säurehemmer (Arznei)

Antioxidans: Substanz, die gegen Oxidation (Sauerstoffreaktion) wirkt bzw. freie Radikale neutralisiert

antioxidativ: der Oxidation (Sauerstoffreaktion) entgegenwirkend bzw. freie Radikale neutralisierend

Apathie: Teilnahmslosigkeit

Arteriosklerose: Arterien-»Verkalkung« (umgangsspr.); Verengung der Arterien durch Ablagerung (Plaques) an den Gefäßwänden

DNA: desoxyribonucleinic acid (engl.) = DNS (deutsch): Desoxyribonucleinsäure; Bestandteil des Kerns und Träger der Erbinformation in der Zelle (biol.)

epidemiologische Studie: wissenschaftliche Untersuchung an ausgewählten Bevölkerungsgruppen zur Feststellung der Häufigkeit und Verteilung von Krankheiten und Gesundheitsstörungen und von deren Ursachen und Risikofaktoren, Verlauf und Folgen

Freies Radikal: kleines Sauerstoffteilchen (Sauerstoffmolekül), dem ein Elektron, d. h. ein »Baustein« fehlt; verhält sich aggressiv, d. h., es greift andere Moleküle (z. B. Fett- oder Eiweiß-Teilchen) an, um ihnen ein Elektron (physikal. Elementarteilchen) zu entreißen und damit die eigenen »Bausteine« wieder zu vervollständigen; schädigt oder zerstört dadurch die chemische Struktur anderer Substanzen

HDL-Cholesterin: high density lipoprotein (engl.)-Cholesterin = positiv bewerteter Bestandteil des Blutfettes (Cholesterin), der nicht zu Ablagerungen an den Blutgefäßwänden führt

Hypervitaminose: von griech. »hyper« = »über«: Überschuß von Vitaminen, übermäßiges Vorhandensein von Vitaminen im Körper

Hypovitaminose: von griech. »hypo« = »unter«: Mangel an Vitaminen, zu geringes Vorhandensein von Vitaminen im Körper

Interventionsstudie: medizinische Untersuchung, im Laufe derer an ausgewählten Personen unter ärztlicher Aufsicht beobachtet wird, welche Wirkungen der Eingriff (Intervention von lat. »intervenire« = »eingreifen«) mit einer bestimmten Substanz auf den Organismus hat

Katarakt: Eintrübung der Augenlinse = »Grauer Star« – kann bis zur Erblindung führen

koronar: kranzförmig, kranzförmige Blutgefäße (Arterien) betreffend; Herzerkrankungen wie beispielsweise Herzinfarkte, bei denen die Verengung der koronaren Gefäße durch Arteriosklerose Hauptkrankheitsursache ist, nennt man »koronare Herzkrankheit, -erkrankung (KHK, KHE)«

Laxantien: Abführmittel

LDL-Cholesterin: low density lipoprotein (engl.)-Cholesterin = negativ bewerteter Bestandteil des Blutfettes (Cholesterin), der Ablagerungen an den Blutgefäßwänden begünstigt

Megadosen: von griech. »mega« = »groß«, hier: hohe Dosen, Dosierungen im Gramm-Bereich betr. Vitamine und andere Nährstoffe

Mikrogramm (μg): Millionstelgramm

Milligramm (mg): Tausendstelgramm

Molekül: kleinste Einheit einer chemischen Verbindung aus zwei oder mehr Atomen (kleinsten »Einzelbausteinen«) zusammengesetzt

multifaktoriell: aus vielen Einzelfaktoren bestehend

(Muskel-)Kontraktion: Zusammenziehen, Anspannen (der Muskeln)

Obstipation: Darmträgheit, »Verstopfung«

orale Kontrazeptiva: hormonhaltige Schwangerschaftsverhütungsmittel, die geschluckt (also oral, d. h. über den Mund eingenommen) werden müssen, umgangssprachlich »die Pille«

orthomolekular, orthomolekulare Medizin: orthos (griech.) = richtig, gut; molekular = abgeleitet von Molekül, dem kleinsten Einzelbaustein eines Stoffes; orthomolekulare Medizin ist die Lehre von der Gesunderhaltung des Organismus durch die individuell richtige Menge an Mikronährstoffen

Oxidation: chemische Reaktion von Sauerstoff mit einer anderen Substanz (z. B. »Ranzigwerden« von Fett, »Rosten« von Metall)

Plaques: Ablagerungen (z. B. an den Gefäßwänden von Arterien, wodurch Arteriosklerose entsteht)

Prävention: Vorbeugung

präventiv: vorbeugend

Pro-Vitamin: Stoff, Substanz, die im Körper zu einem Vitamin umgewandelt werden kann, Vitamin-»Vorstufe«

substituieren: ersetzen

Substitution: hier: Ersatz bzw. Ausgleich fehlender Nährstoffe, z. B. Vitamine, Mineralstoffe, im Organismus beispielsweise durch Lebensmittel, die mit diesen Nährstoffen angereichert wurden, oder durch Präparate

therapeutisch: behandelnd (eine Krankheit), heilend

toxisch: giftig

UV-Strahlung: ultraviolette Strahlung, die an das Violett des sichtbaren Lichtes anschließende energiereichere (kürzerwellige), unsichtbare Strahlung im Lichtspektrum, wird natürlich von der Sonne ausgesendet oder aus künstlichen Quellen, z. B. UV-Lampen

Literaturverzeichnis

Bässler, K.-H. et al.: Vitamin-Lexikon für Ärzte, Apotheker und Ernährungswissenschaftler, Stuttgart u. a. 1992

Blot WJ et al.: Nutrition intervention trials in Linxian, China: Combinations, cancer incidence, and disease-specific mortality in the general population, *J Natl Cancer Inst* 1993 (85): 1483–92

evi aktuell 1 u. Sonderausgabe/1994, Arbeitskreis Ernährungs- und Vitamin-Information e. V.

Gey KF et al.: Poor plasma status of carotene and vitamin C is associated with higher mortality from iscemic heart disease and stroke: Basel Prospektive Study, *Clin. Invest.* 1993 (71): 3–6

Hamm, M., J. Boberg, F. Mühleib: Die Schönheits-Diät, München 1993

Hamm, M., A. Roßmeier: Das große Falken Vitaminkochbuch für Genießer, Niedernhausen 1993

Hamm, M., C. Malz: Schach dem Schmerz. Mit richtiger Ernährung gegen chronische Schmerzen, München 1993

Hemilä, H.: Does vitamin C alleviate the symptoms of the common cold? – A review of current evidence, *Scand J Infect Dis* 1994 (26): 1–6

Kardinaal AFM et al.: Antioxidants in adipose tissue and risk of myocardial infarction: the EURAMIC study; *Lancet* 1993 (342): 1379–84

Kieffer, F.: Vitamine, Mineralstoffe und Spurenelemente steuern die Körperfunktionen, Bern 1988

Kohlmeier, L. et al.: Ernährungsabhängige Krankheiten und ihre Kosten. *Schriftenreihe des Bundesministeriums für Gesundheit,* Bd. 27, 1993

Lübbe, F., U. Schäfer: Vitamine für Lebensmittel, *Food Technology Magazin,* September 1992, 23–31

Mühleib, F.: Fit, schön und gesund – Vitamine, Gräfe & Unzer, München 1993

Reuter, F.-E.: Die Abgrenzung zwischen Arzneimitteln und Lebensmitteln, *Der Lebensmittelkontrolleur* II/1992 (7): 60–63

Rimm EB et al.: Vitamin E consumption and the risk of coronary heart disease in men, *N Engl J Med* 1993 (328): 1450–56

Shekelle: Western Electric Study, *Lancet* 1981 (2): 1186–90

Stampfer MJ et al.: Vitamin E consumption and the risk of coronary heart disease in women, *N Engl J Med* 1993 (328): 1444–49

Test spezial Ernährung, Stiftung Warentest 1993

The Alpha-Tocopherol, Beta-Carotene Lung Cancer Prevention Study Group (Albanese et al.): The Effect of Vitamin E and Beta-Carotene on the Incidence of Lung Cancer and Other Cancers in Male Smokers, *N Engl J Med* 1994 (330): 1029–35

Zittermann, A., B. Kling-Steines: Antioxidative und prooxidative Lebensmittelinhaltsstoffe: *Deutsche Apotheker Zeitung* 32/1994 (134): 2991–3002

Kongreß: Second International Conference. Antioxidant Vitamins and Beta-Carotene in Disease Prevention. Berlin, 10.–12. Oktober 1994 (Publikation von Proceedings in Vorbereitung)

Register

Weitere humboldt-Ratgeber
aus dem Themenbereich Gesundheit & Medizin

Allgemein

Entspannung

Ernährung

Gymnastik

Yoga